Eckmann

Goodbye Magersucht

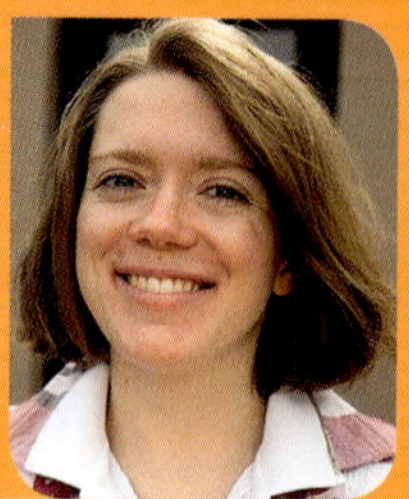

Für alle Betroffenen –
möge dieses Buch ihnen Hoffnung
und Lebensfreude schenken.

Nadine Eckmann war 19 Jahre alt und stand kurz vor dem Abitur, als sie an Magersucht erkrankte. Nach einem Jahr entschied sie sich für einen Klinikaufenthalt, der vier Monate dauern sollte – damit begann der langwierige, aber erfolgreiche Weg in die Heilung. Ein zunächst kurzer Aufenthalt in Irland brachte ihr dann den entscheidenden Mut, für das Leben zu kämpfen. Mittlerweile lebt sie immer noch in Cork, Irland, zusammen mit ihrem Mann Eric und arbeitet an ihrer Doktorarbeit zu ihrem Studium der Religionswissenschaften. Nadine kocht für ihr Leben gerne – und das meint sie wortwörtlich!

Wenn Sie mehr über dieses Buchprojekt erfahren und in Austausch mit Nadine Eckmann treten wollen, finden Sie sie auch online und in den sozialen Netzwerken:

www.goodbye-magersucht.de
www.facebook.com/GoodbyeMagersucht
www.instagram.com/Goodbye_Magersucht

Nadine Eckmann

Goodbye Magersucht

Mein Kochbuch für ein neues Leben

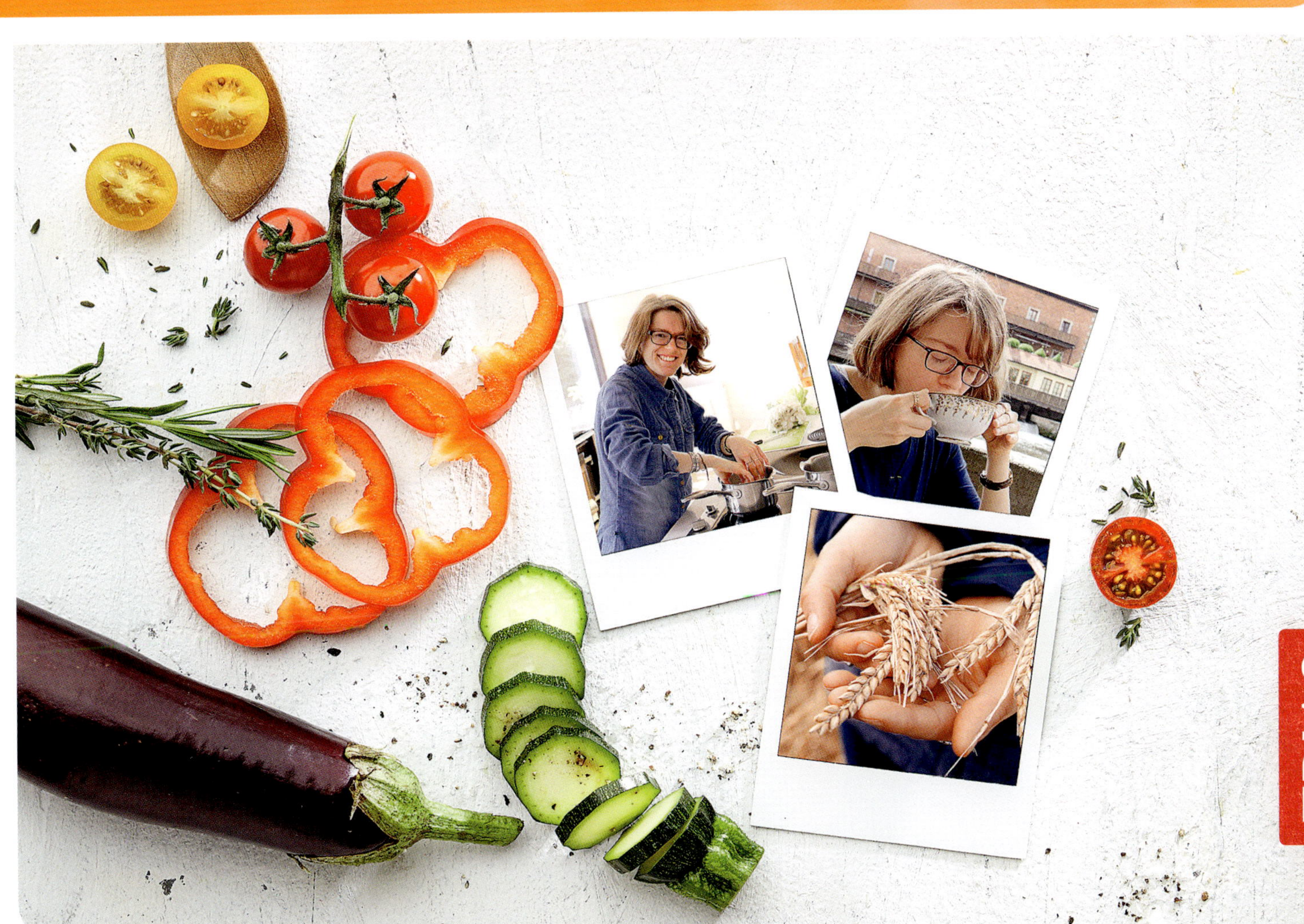

TRIAS

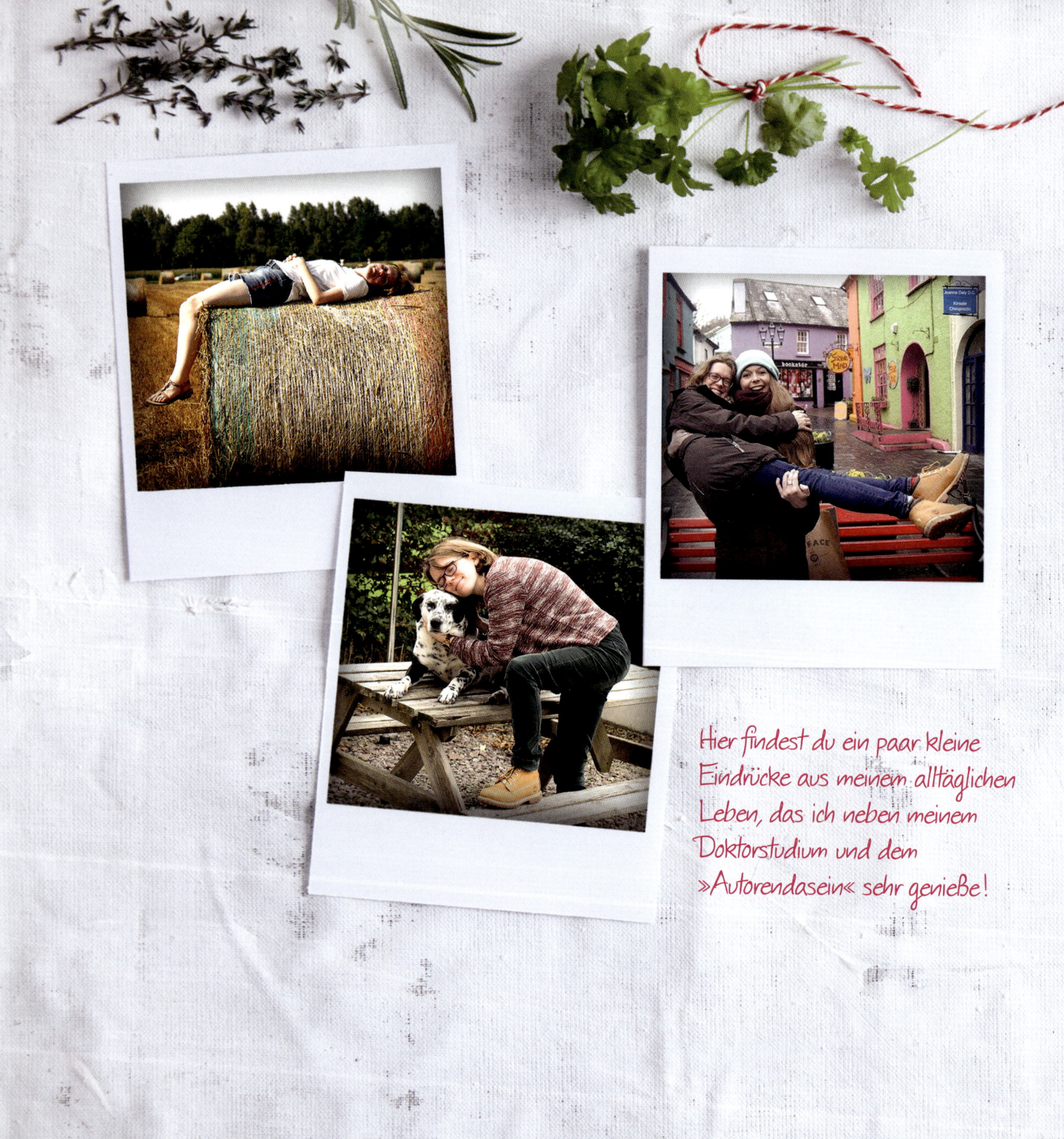

Hier findest du ein paar kleine Eindrücke aus meinem alltäglichen Leben, das ich neben meinem Doktorstudium und dem »Autorendasein« sehr genieße!

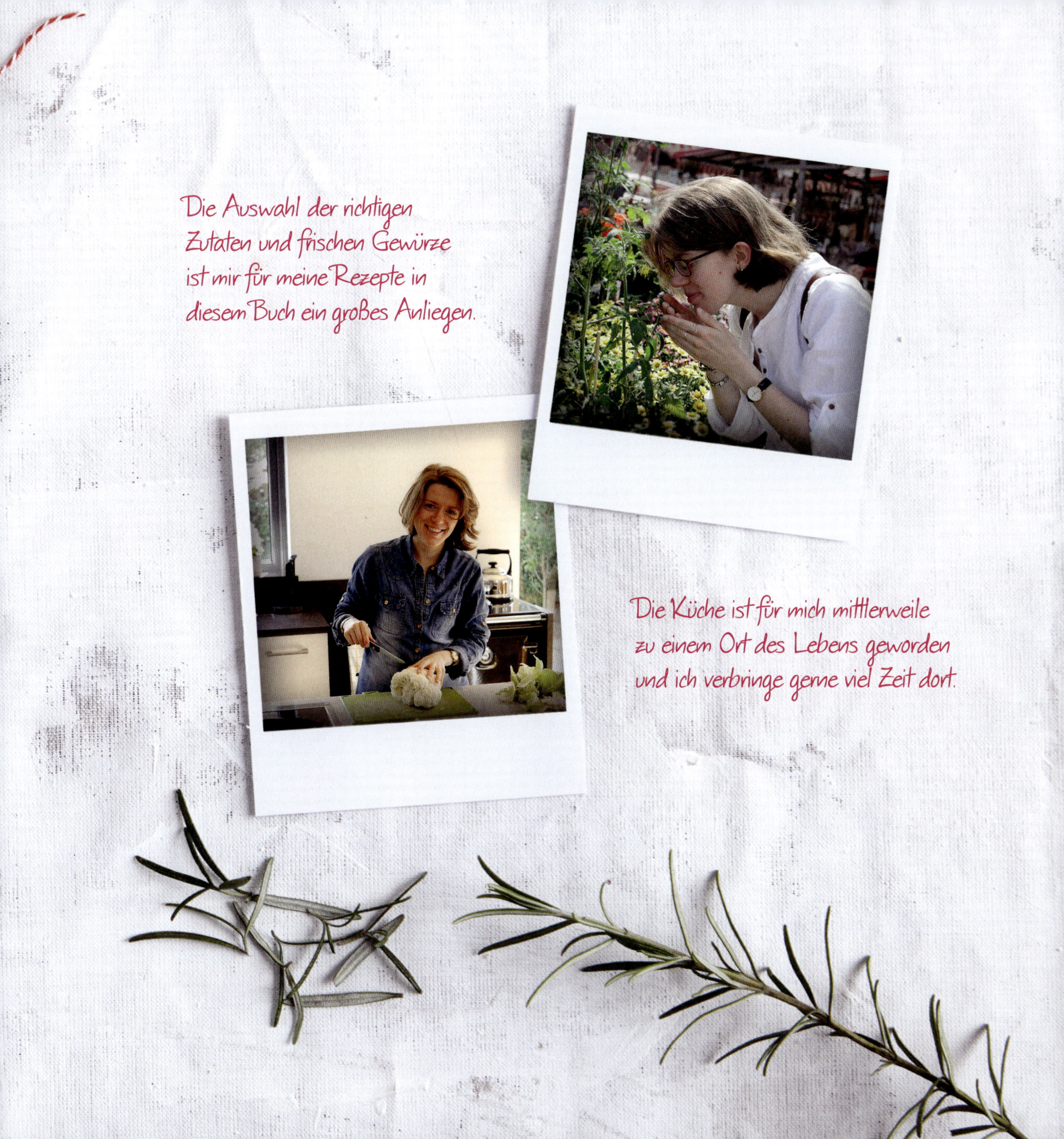

Die Auswahl der richtigen Zutaten und frischen Gewürze ist mir für meine Rezepte in diesem Buch ein großes Anliegen.
Die Küche ist für mich mittlerweile zu einem Ort des Lebens geworden und ich verbringe gerne viel Zeit dort.

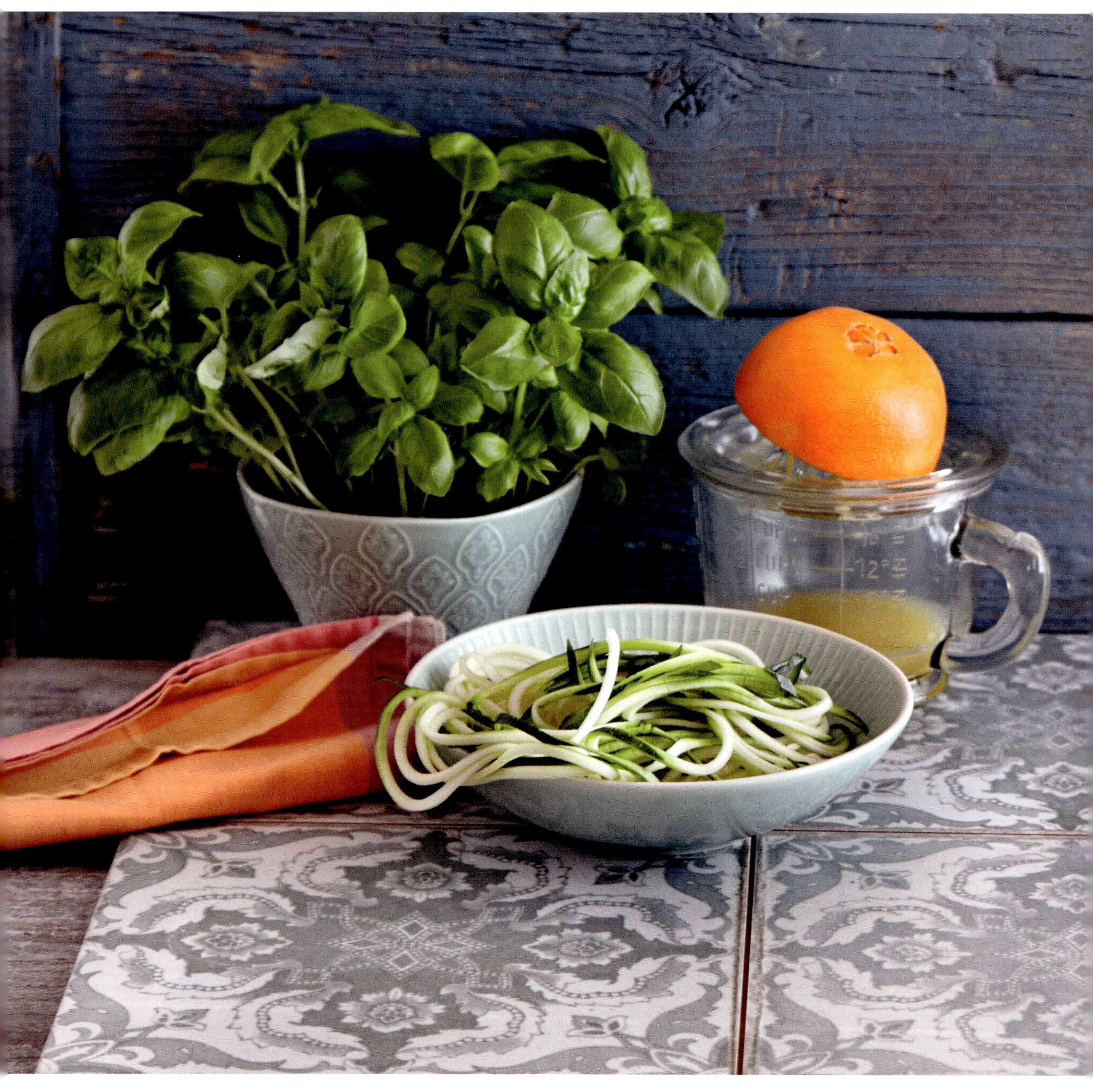

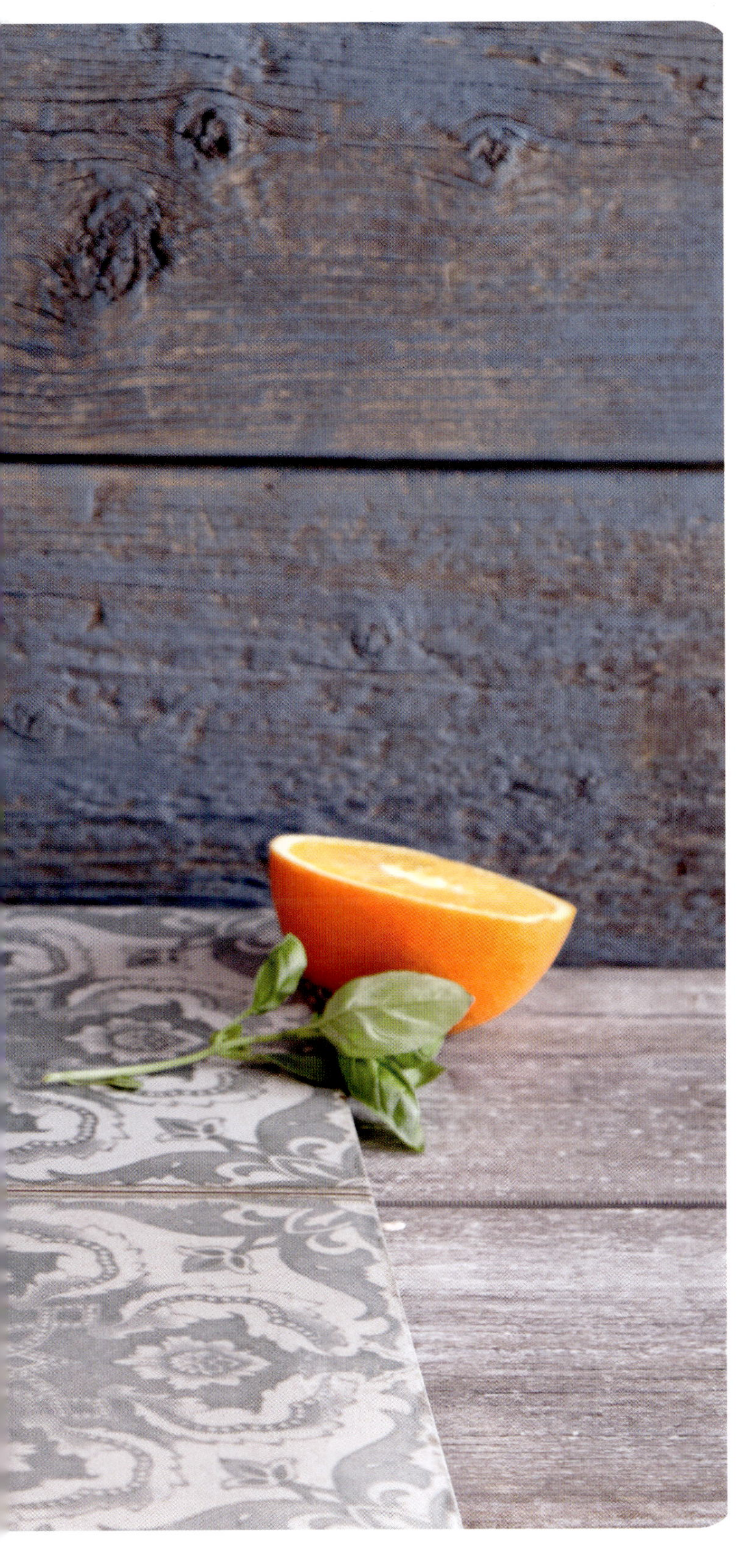

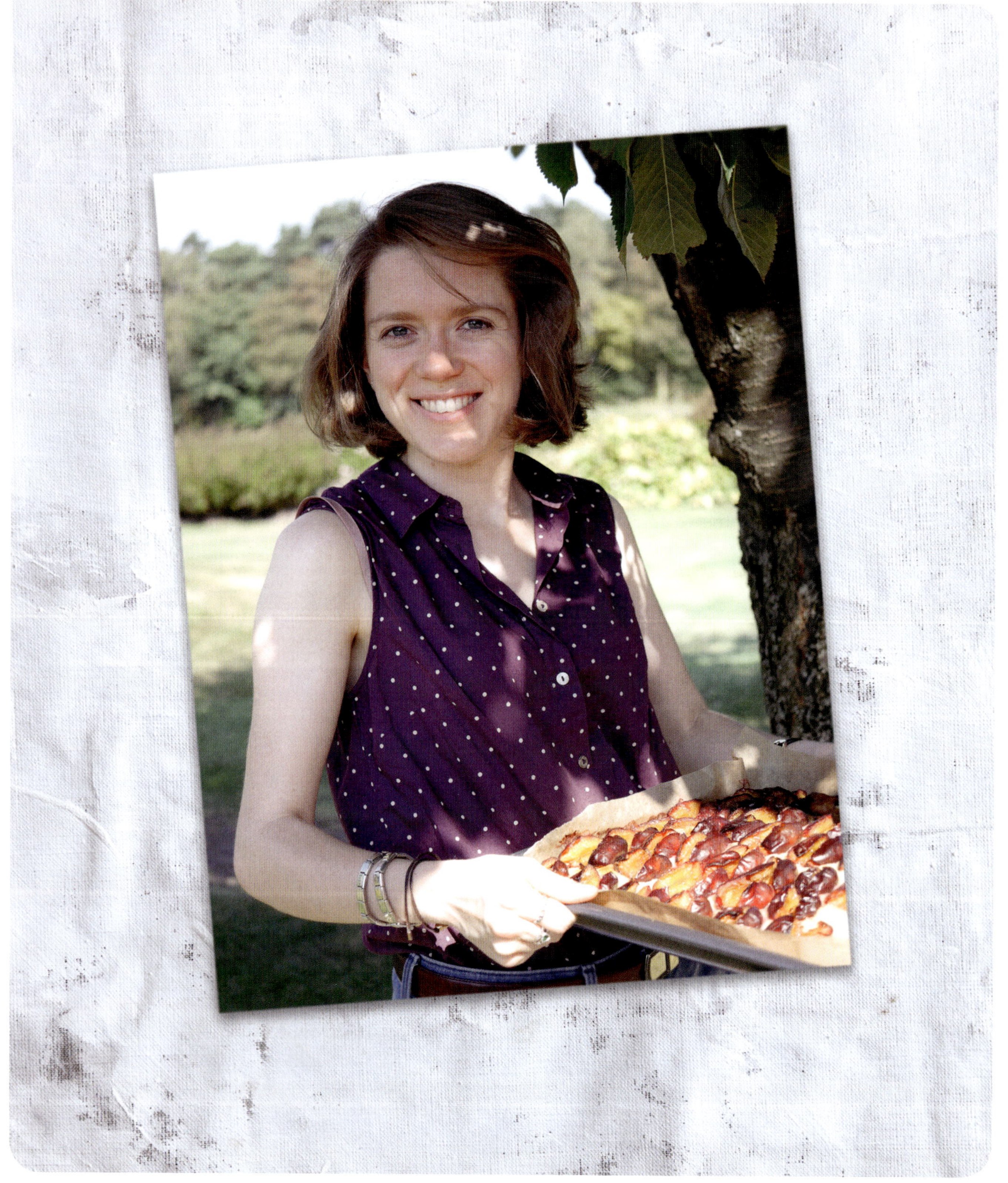

Vorwort

Spaß haben am Essen und Kochen? Vor fünf Jahren noch wäre das für mich undenkbar gewesen, denn damals erkrankte ich an Magersucht. Heute, nachdem ich die Krankheit überwunden habe, liebe ich das Leben und das Kochen und ich möchte dir von meinen Erfahrungen der letzten Jahre erzählen. Mit diesem Buch möchte ich dir Mut machen, wieder Freude am Leben und am Essen zu finden. Ich werde keine traurige Geschichte erzählen, sondern zeigen, wie sich aus meiner Krankheit und ihrer Überwindung letztlich etwas Positives entwickeln konnte. Und darum geht es in diesem zugegeben etwas ungewöhnlichen Kochbuch.

Als ehemals Magersüchtige ein Kochbuch schreiben? Ja, das geht! Obwohl ich als Betroffene meine Erfahrungen immer wieder an Menschen weitergebe, die gerade mit der Krankheit kämpfen, habe ich lange gezögert, mit meiner Geschichte an die Öffentlichkeit zu gehen. Was würde wohl mein Umfeld darüber denken? Wie würden Freunde, Familie und Bekannte reagieren? Gleichzeitig war mir bewusst, dass schon so viele autobiografische Bücher über Magersucht existieren. Warum sollte ich dann noch eines schreiben? Ich wollte, wenn möglich, in einer positiven Art und Weise über die Krankheit sprechen. Doch wie sollte das überhaupt gehen? Genau drei Jahre und viele Gedankengänge später habe ich all meinen Mut zusammengenommen und die Idee war geboren: Ich wollte meine neu gewonnene Leidenschaft zu kochen mit anderen teilen und ein Kochbuch schreiben, das gleichzeitig ein kleiner Ratgeber für (ehemals) Betroffene sein sollte.

Wie meine Idee entstand

Seit ungefähr vier Jahren bin ich Vegetarierin. Das war eine bewusste Entscheidung, die ich nach der Überwindung meiner Magersucht getroffen habe. Nach meinem Klinikaufenthalt habe ich mein Leben komplett umgestellt. Ich hatte das Gefühl, dass ich ein neues Leben gewonnen hatte. Und ich wollte anders leben als zuvor. Wollte glücklicher sein, viel mehr unternehmen und das Leben genießen. Ich hatte den starken Wunsch, die Dinge nachzuholen, die ich während der Krankheit verpasst hatte oder nicht zulassen konnte. In diesem Zusammenhang beschäftigte ich mich immer mehr mit meiner Ernährungsweise. Vielleicht hat auch das Bedürfnis eine Rolle gespielt, mich gesund zu ernähren, um mir und meinem Körper etwas Gutes zu tun. Ich merkte, dass die vegetarische Ernährung viel zu meinem wachsenden Wohlbefinden beitrug, ich hatte mehr Kraft, Energie und Lebensfreude. Na ja, trotz der überwiegend vegetarischen Ernährung landet ab und zu dann doch auch einmal Fisch auf meinem Teller – den liebe ich, neben guten Gewürzen und frischen pflanzlichen Produkten, nämlich sehr. Zum ersten Mal gab mein Körper mir positive Signale, dass ihm das, was ich aß, guttat. Das bestätigte mich in meiner Entscheidung, mich überwiegend vegetarisch zu ernähren – und genau so esse ich auch noch heute. Gut, sagst du jetzt vielleicht, das ist alles schön, aber deswegen ein Kochbuch schreiben? Da fehlt doch noch ein anderer wichtiger Impuls, oder?

Ja, das ist richtig. Erst seit ungefähr zwei Jahren koche und backe ich selbst unglaublich gerne. Die Küche war für mich nun nicht mehr, wie zu Beginn meiner Krankheit, mein Feind, sondern wurde zu einem lebendigen Ort der Begegnung und des Austauschs mit Freunden und der Familie. Diese Erfahrung machte ich insbesondere während meines Auslandsjahrs, das ich in Irland verbrachte. In Dublin absolvierte ich einen Europäischen Freiwilligendienst und kümmerte mich um alte Menschen. Dieses eine Jahr im Ausland war für mich zunächst eine große Herausforderung, gleichzeitig habe ich aber auch viel gelernt und die Zeit sehr genossen. Und vor allem: Ich habe mich selbst noch einmal ganz neu wahrnehmen und kennenlernen können.

In Irland fing ich dann an, mich noch intensiver mit einer gesunden und ausgewogenen Ernährungsweise, mit innovativen Rezeptideen und den neuesten Food-Trends zu beschäftigen. Ich hatte Lust, mich diesem Interessensgebiet zuzuwenden, zumal Irland zu dem Zeitpunkt als neue »Hochburg der Trend-Foods« immer mehr an Bedeutung gewann. Kochschulen schossen aus dem Boden, irische Starköche wurden international bekannt. Kochbücher in deutscher und englischer Sprache begannen sich in meinen Regalen zu stapeln und damit wurde die Küche für mich zu einem Experimentierlabor und gleichzeitig zu einer kleinen Privatbibliothek.

Ich fing an Fortbildungen und Kochkurse zu besuchen, in denen ich neue Einblicke in die aufregende und bunte Welt der Lebensmittelvielfalt gewann. Ich entdeckte meine Leidenschaft für gesunde und frische Produkte und den Spaß, auf Märkten Neues zu entdecken. So entwickelte ich im Lauf der Zeit immer mehr neue Rezepte und eigene Kreationen, lernte, wieder mit Lebensmitteln zu hantieren und die unterschiedlichsten Gerichte auszuprobieren. Ich konnte wieder spontan sein und genießen. Und ich stellte fest, dass ich wegwollte von all den Fertigprodukten und industriell verarbeiteten Lebensmitteln. Frische Lebensmittel wurden für mich zu einem zentralen Begriff. Mit dem Selbstkochen motivierte ich mich, wieder besser auf mich zu achten und damit mein bisheriges Verständnis von Essen jetzt, so viele Jahre nach meiner Magersucht, komplett zu verändern. In gewisser Weise gab ich mir und meiner Beziehung zum Essen eine zweite Chance. Und schon nach kurzer Zeit merkte ich, wie mich diese neu gewonnene Ernährungs- und Sichtweise wieder strahlen ließ – von innen und von außen. Das merkte auch mein persönliches Umfeld. Meine Laune verbesserte sich. Ich lachte mehr und war mit mir selbst zufriedener. Und genau zu diesem Zeitpunkt, während meines Freiwilligendienstes, kam mir die passende Buchidee.

Wir alle haben eigene Essvorlieben – und das ist auch gut so

Aber da war auch noch etwas:
In der heutigen Zeit wird es immer schwieriger, sich in dem Dschungel der Ernährungsphilosophien und Food-Trends zurechtzufinden. Mittlerweile wechseln die Ratschläge zu einer »gesunden Ernährung« täglich – und man weiß überhaupt nicht mehr, was richtig oder falsch ist. Ich habe gelernt, dass es ebenso viele unterschiedliche Essvorlieben wie Menschen gibt. Jeder von uns hat andere Bedürfnisse, Neigungen oder Gewohnheiten – auch was das Essen angeht. Dem einen tut diese, dem anderen jene Ernährungsweise gut.

Und genauso gibt es viele unterschiedliche Gründe, an Magersucht zu erkranken, und zahlreiche Arten, wie diese sich äußert. Deswegen gibt es für mich nicht »die eine« richtige oder gesunde Ernährungsform.

Mit diesem Buch möchte ich dir hierfür eine kleine Hilfestellung geben und von meinen ganz persönlichen Erfahrungen berichten. Ich koche für mein Leben gerne – und das meine ich wortwörtlich. Umso mehr freue ich mich, wenn dir meine Geschichte, meine Tipps und Tricks und auch meine Rezepte weiterhelfen und auch dir Spaß beim Ausprobieren machen.

Als Magersüchtige kocht man unglaublich gern – für andere. Jetzt ist es Zeit, dass du an dich denkst. Das Essen zu genießen bedeutet auch, das Leben wieder zu genießen. In Gesellschaft zu sein. Freunde zu treffen. Es ist Zeit zu leben. Es ist Zeit, ein (Über-)Lebensgourmet zu werden. Wie genau das geht? Das erfährst du in diesem Buch. Auf den nun folgenden Seiten möchte ich dich an die Hand nehmen und dich mit hineinnehmen in meine Rezeptwelt und damit auch in mein Leben. Also: Einfach anfangen!

Hinweise zu den Rezepten

Der Umgang mit diesem Buch ist denkbar einfach: Leg einfach los und schwinge den Kochlöffel. Wie bitte? Einfach loslegen? Ja, genau. Trau dich! Dazu ist dieses Kochbuch da. In den verschiedenen Kapiteln findest du abwechslungsreiche Rezepte, gepaart mit Ratschlägen, die dir dabei helfen können, einen Weg aus der Krankheit zu finden und die Freude am Essen wiederzuerlangen. Ich hoffe sehr, dass du das ein oder andere der Gefühle wieder neu entdecken kannst, nach denen ich die einzelnen Kapitel eingeteilt habe. Der einzige Weg aus der Krankheit ist, selbst zu handeln, aktiv etwas zu tun und bereit zu sein, etwas zu ändern. Und genau dazu möchte mein Buch dich bewegen: Das aktive Kochen soll dir helfen, das Essen und den Genuss daran wieder intensiv zu erleben – genauso, wie es mir geholfen hat.

Und wie sehen die Vorbereitungen aus, fragst du dich vielleicht? Wie sind die Rezepte aufgebaut und brauche ich spezielle Zutaten oder Küchengeräte? Zunächst einmal habe ich bewusst auf sämtliche Grammangaben oder andere Maßeinheiten verzichtet. Die sind in den meisten Fällen für Magersüchtige eher kontraproduktiv und hindern daran, nach Gefühl zu kochen und einfach Spaß zu haben an dem, was man tut. Mit meinem Kochbuch zu arbeiten bedeutet, wieder bewusst zu erleben, zu fühlen und sich auf das Erlebnis Kochen einzulassen. Alle Rezepte sind einfach nachzukochen und erfordern keine speziellen Kenntnisse oder ausgefallenen Küchengeräte. Ich habe viel Zeit in der Küche verbracht und ausprobiert, die sonst so üblichen Grammangaben in meine eigenen Maßeinheiten zu übersetzen. Es hat lange gedauert, aber es hat funktioniert.

Beim Kochen geht es auch um Gefühl. Nicht nur um genaues Abwiegen. Es geht darum, zu experimentieren und von neuen Aromen und Geschmackserlebnissen überrascht zu werden. Jeder von uns hat Vorlieben oder Abneigungen, die auf diese Weise berücksichtigt werden können.

Und wie mache ich das nun mit den Größenangaben, wenn ich für mehrere kochen will, fragst du dich? Nun, mit diesem Kochbuch sollst du zuallererst einmal selbst kochen und genussvoll essen lernen. Die allermeisten Rezepte sind nur für dich gedacht und daher nur für eine Person portioniert. Und darum funktionieren diese ungewöhnlichen Maßeinheiten auch, weil du dein eigener Verkoster sein darfst! Du kannst dennoch ausprobieren, in Gesellschaft zu kochen, sobald du dich traust – auch dafür sind meine Rezepte geeignet. Statt Küchenwaage oder Messbecher verwendest du beim Kochen ganz simple Einheiten, die dir dein Körper, das heißt deine Hände, zur Verfügung stellen:

- **»Eine Handvoll«**: Mache es nach Gefühl, zähle nicht genau ab und spüre wieder bewusst das Essen in deiner Hand.
- **»Ein Schuss«**: Ob der Schuss Milch klein oder groß sein soll, das entscheidest du. Fühle in dich hinein!
- **»Eine Prise«**: Es versteht sich fast von selbst, dass es sich hierbei um eine kleine Mengenangabe handelt. Was verstehst du selbst unter »einer Prise«? Probiere es aus und gewinne wieder ein Gefühl für die richtigen Portionsgrößen.
- **»Ein wenig«**: Hier sollst du lernen, Mengenangaben wieder selbst einzuschätzen. Für den Geschmack der in diesem Buch aufgelisteten

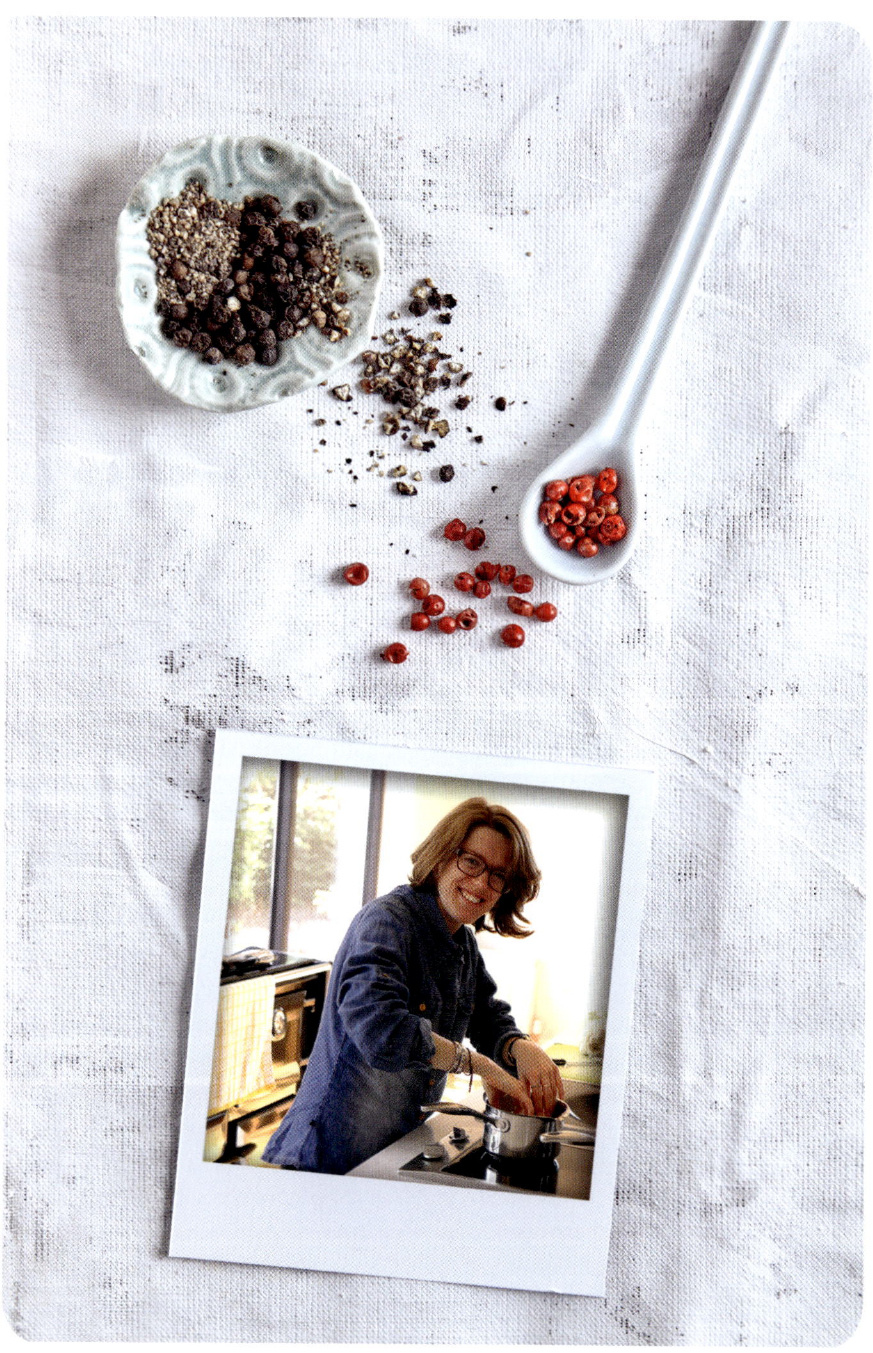

Rezepte macht es dann keinen Unterschied, wie viel oder wie wenig du von einer bestimmten Zutat verwendest.

Keine Angst, meine Rezepte gelingen dir mit meinen Angaben ganz bestimmt! Allerdings kann es sein, dass du manchmal etwas mehr oder weniger von den Zutaten benötigst, da meine Angaben nun einmal keine exakten Mengenangaben enthalten – und genau das ist auch gut so! Zugegeben, das Ausprobieren am Anfang ist gar nicht so einfach, aber gib nicht auf. Du wirst sehen, dass du mit der Zeit immer mehr Routine gewinnen wirst. Und vielleicht traust du dich dann schon bald, Gerichte abzuwandeln und selbst zu experimentieren! Denn auch hier gilt: Jeder Mensch ist anders. Mit diesem Buch sollst du also im besten Fall selbst herausfinden können, was die richtige Menge ist und was dir guttut. Ich möchte dir kleine Denkanstöße geben. Nicht mehr und nicht weniger.

Wie du bereits erfahren hast, ernähre ich mich überwiegend vegetarisch. Und das macht sich auch in meinen Rezepten bemerkbar. Doch alle meine Kreationen können nach Belieben, je nach Geschmack, von dir variiert werden. So kannst du auch als Fleischliebhaberin mit meinem Buch kochen oder als Veganer verschiedene rein pflanzliche Variationen ausprobieren. Was für dich persönlich gut ist, musst du am Ende selbst entscheiden.

Und hier sind noch ein paar kleine persönliche Anregungen für dich, die mir sehr wichtig sind:

Gewürze sind die Stars in jeder Küche

Was mich am Kochen so fasziniert und was ich dir auf jeden Fall im Umgang mit diesem Buch raten möchte: Probiere einfach aus, experimentiere mit den Zutaten, du kannst dabei nichts falsch machen. Wenn ich koche, versuche ich Gerichte so simpel wie möglich zu kreieren. Doch was bei mir auf keinen Fall zu kurz kommen darf, sind Gewürze. Sie geben den verschiedensten Rezepten den nötigen »Pfiff«. Ihr besonderes Aroma, ihr Geruch und die unendliche Vielfalt machen Gewürze wie Zimt, Nelken, Curry, Kreuzkümmel oder Kurkuma zu einem absoluten Muss in meiner Küche. Was wären eine Gemüsepfanne ohne Paprika, ein Apfelkuchen ohne Zimt oder Weihnachtsgebäck ohne Sternanis? Nichts, denn Gewürze bringen den unverwechselbaren Geschmack in unsere Speisen und damit für mich auch Würze in unser Leben. Ich habe dem Thema »Gewürze« sogar auch ein eigenes Kapitel (S. 108) gewidmet.

Frische Zutaten schmecken am besten

Und dann gibt es da noch einen zweiten Tipp, den ich dir mit auf den Weg geben möchte. Versuche möglichst immer mit frischen Zutaten zu kochen. Sie enthalten nicht nur mehr Vitamine und Mineralstoffe als ihre »Artgenossen« aus der Dose oder dem Gefrierfach, sondern überzeugen vor allem auch durch ihre prächtigen Farben und ihren viel aromatischeren Geschmack. Wochenmärkte sind für mich, neben meinem Zuhause und Irland, sozusagen schon zu meiner »dritten Heimat« geworden. Ich könnte stundenlang auf ihnen verweilen und mich inspirieren lassen. Die Faszination Kochen und das Überwinden der Magersucht beginnt für mich deshalb genau hier: beim Einkauf guter Lebensmittel.

Du erfährst in meinem Buch nicht nur von meinen liebsten Rezepten, sondern auch davon, wie ich meine Magersucht überwinden konnte. In jedem Kapitel, die ich bewusst mit verschiedenen positiven Lebensgefühlen und Mutmachern überschrieben habe, eröffne ich dir einen kleinen Ausschnitt aus meinem Leben und erzähle, wie ich die Krankheit überwinden konnte. Ich greife verschiedenste Themen auf, die mir auf meinem Weg besonders wichtig sind oder waren. Mit diesen kleinen Auszügen aus meiner ganz persönlichen Geschichte möchte ich dir Mut machen, Ideen schenken und Tipps geben, worauf du auf dem Weg zu deiner Genesung achten kannst. Dieses Buch soll dich nicht zu einem Meisterkoch machen, sondern dir zeigen, wie du ein (Über-)Lebensgourmet werden kannst. Ich wünsche mir, dass ich dir mit meinem Buch helfen kann, wieder neuen Lebensmut zu gewinnen.

Ach ja, da wäre noch etwas: Bitte wirf das Buch nicht gleich frustriert in die Ecke, wenn einmal nicht klappt, was du dir vorgenommen hast. Glaub mir, das ist ganz normal. Schenk dir selber die nötige Zeit und Ausdauer – es lohnt sich.

Eine große Portion Kraft und viel Freude mit diesem Buch wünscht dir

deine Nadine

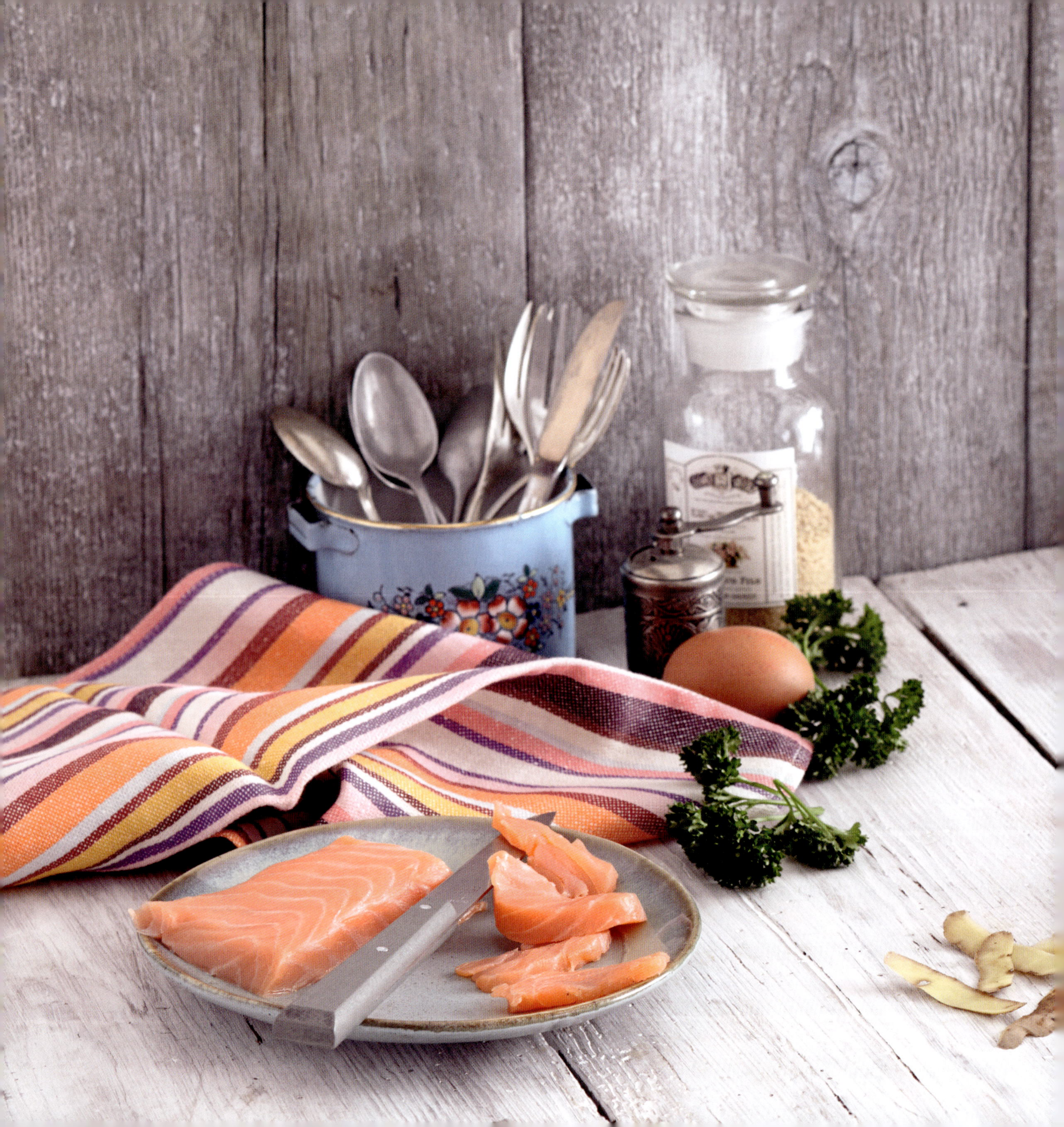

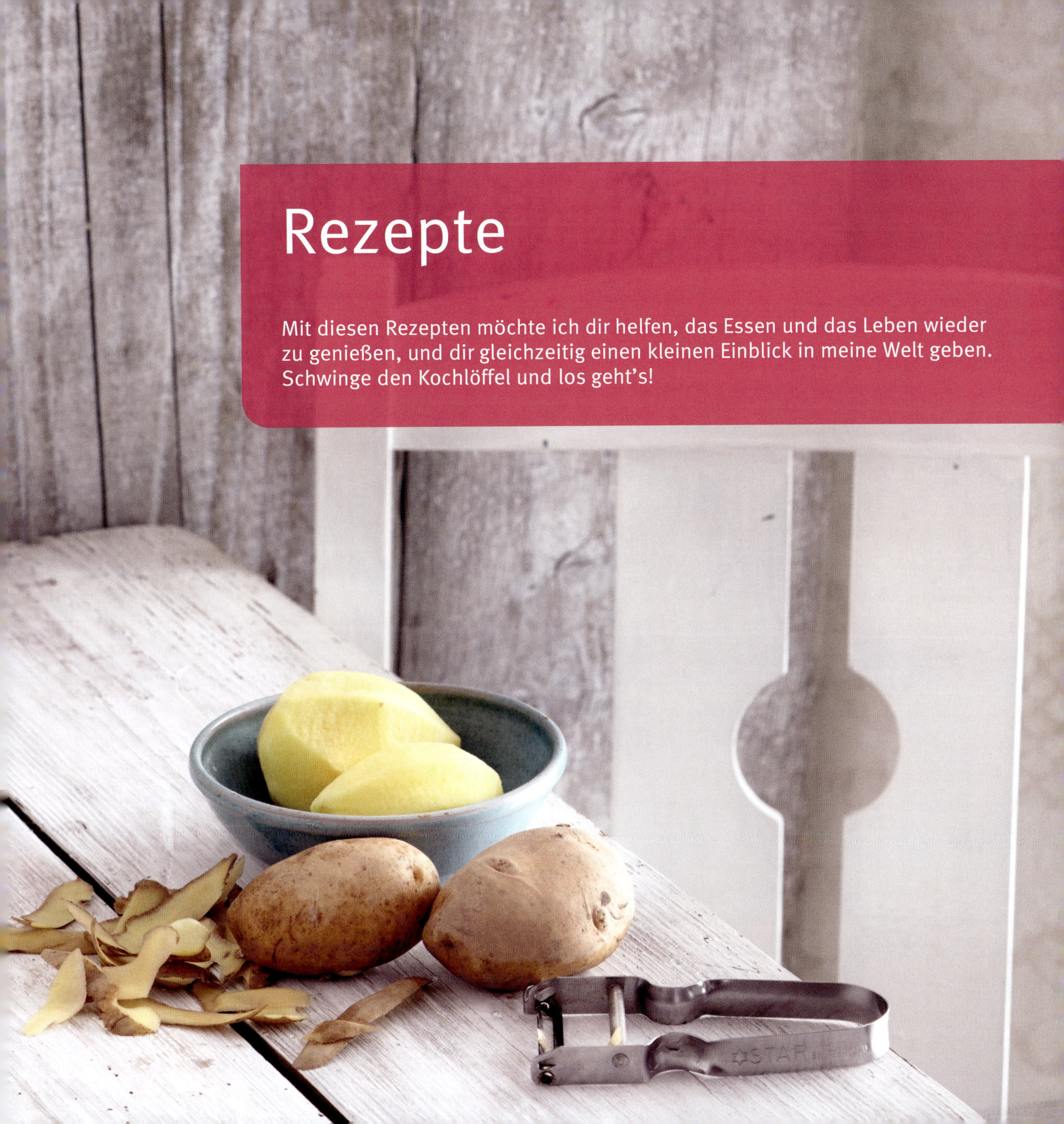

Rezepte

Mit diesen Rezepten möchte ich dir helfen, das Essen und das Leben wieder zu genießen, und dir gleichzeitig einen kleinen Einblick in meine Welt geben. Schwinge den Kochlöffel und los geht's!

HALTE DAS GEDANKENKARUSSELL AN

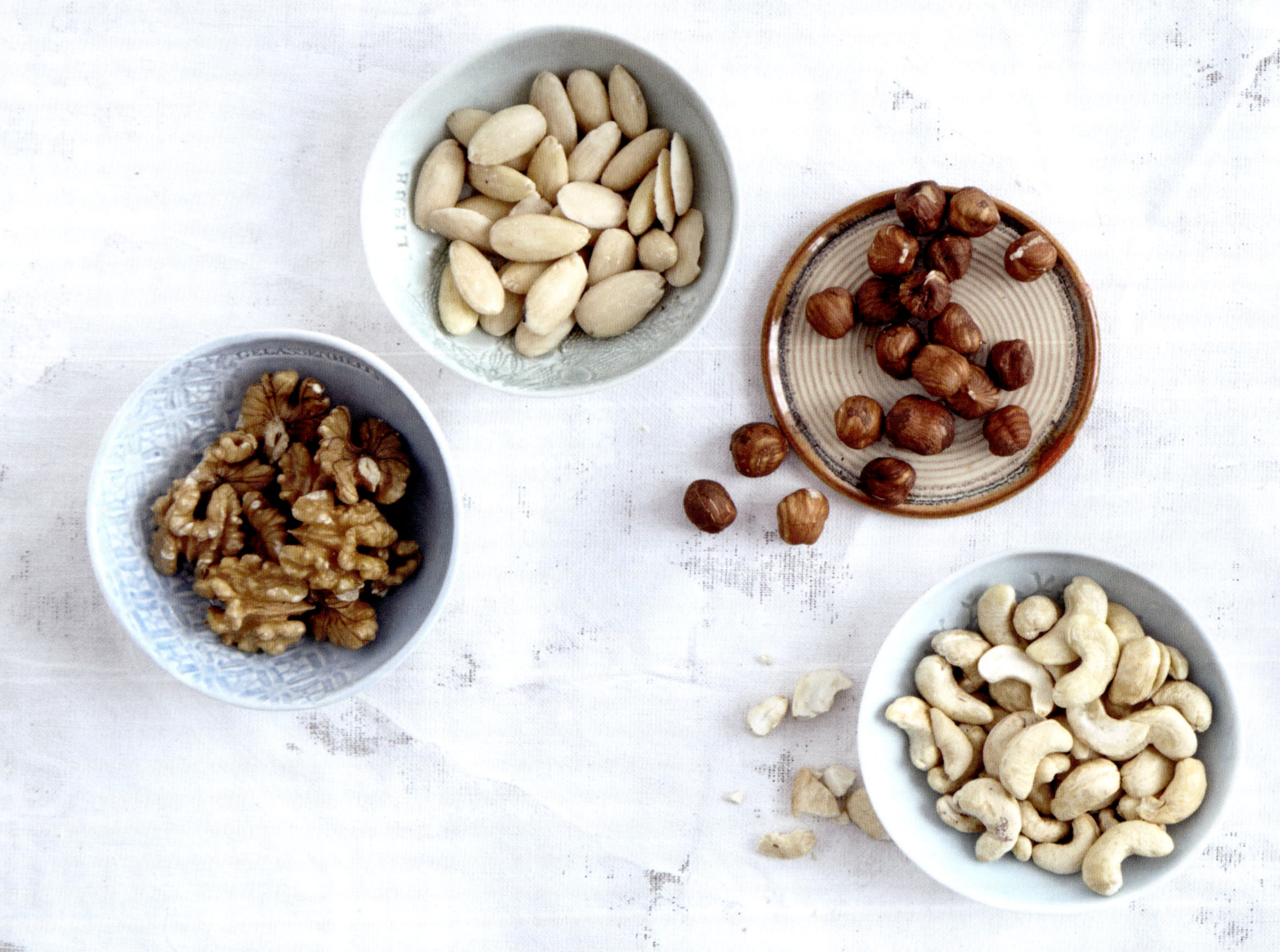

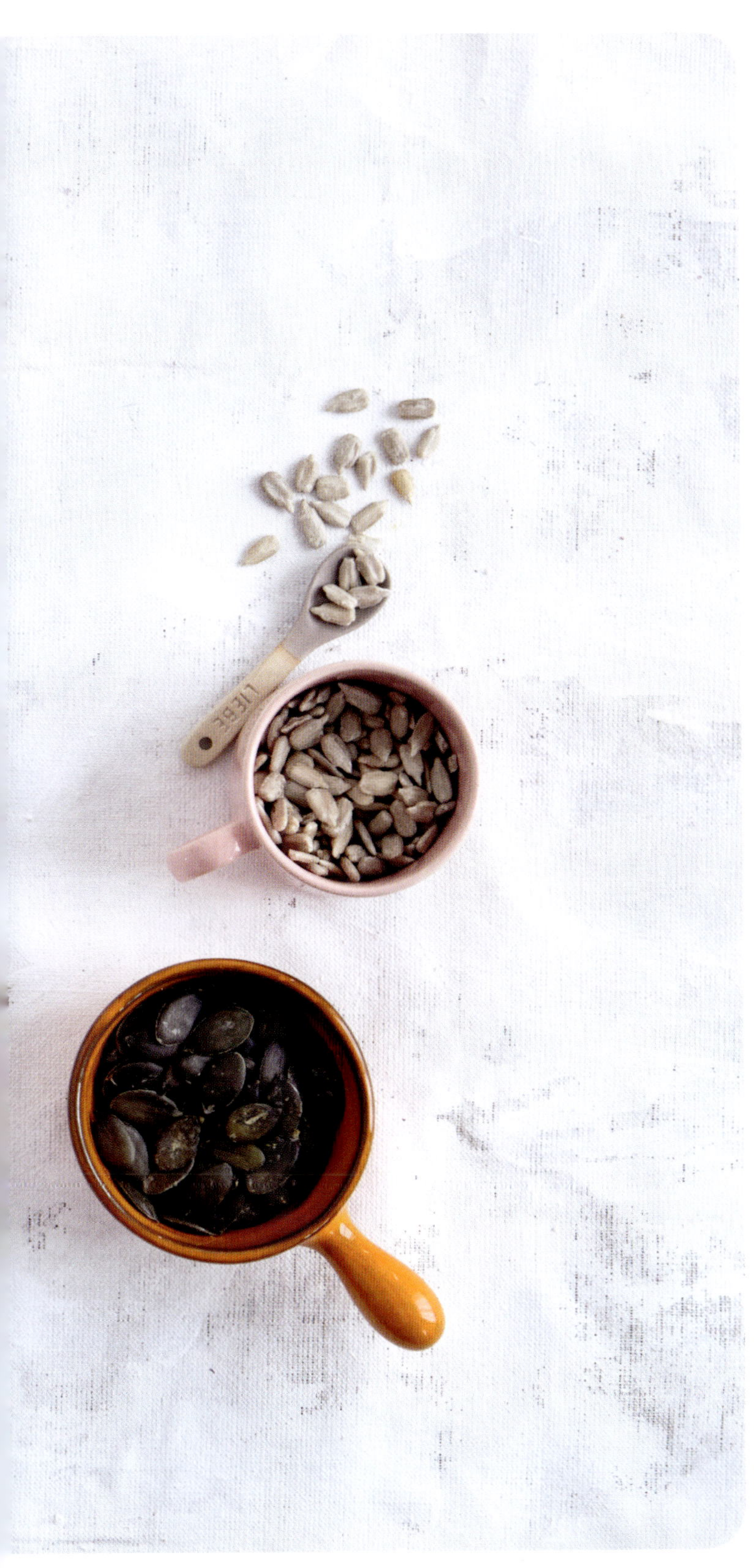

Der größte Feind bei der Magersucht sind die eigenen Gedanken, die sich immer nur um eines drehen: perfekt zu sein und alles zu kontrollieren, vor allem die Kalorienzahl. Dagegen anzugehen erfordert viel positive Energie.

Sei dir bewusst: Magersucht entsteht im Kopf

Magersucht. Zu perfekt, um gesund zu sein. Ich habe lange nach einem passenden Satz gesucht, um diese Krankheit zu beschreiben. Und ich denke, dass es dieser hier ziemlich gut trifft. Zwänge und Kontrolle beherrschen den Alltag und das Leben von Magersüchtigen. Es ist eine psychosomatische Erkrankung, das heißt, sie spielt sich intensiv in Gedanken und Gefühlen ab, äußert sich aber über den Körper und die Folgen des Untergewichts. Magersucht entsteht also im Kopf: Da ist der Zwang, sich zu bewegen. Der Zwang, nicht zu essen, und wenn man etwas isst, dann nur zu fest vorgeschriebenen Zeiten. Der Zwang, sich unter Kontrolle zu haben, und der Zwang, in gewisser Weise das Leben zu verneinen. Das alles habe ich während des Krankseins erlebt. Mein größter Feind: meine eigenen Gedanken.

Wie ich lernte, mein Gedankenkarussell zu stoppen, das möchte ich dir in diesem Kapitel erzählen.

Wenn sich die Gedanken nur noch ums Essen drehen

Jeden Tag war da nur die eine Frage: essen oder nicht essen? Morgens, direkt nach dem Aufstehen, startete das Gedankenkarussell – zunächst ganz zaghaft. Das war auch der Teil des Tages, an dem ich mich am besten konzentrieren konnte. Über den Tag verteilt wurden meine ständigen Gedanken um das Essen immer dominanter und wollten gar nicht mehr aufhören. Als ich zu Bett ging, war ich so erschöpft, dass meine Gedanken sich weiter im Kreis drehten – als wenn jemand vergessen hätte, den Schalter auszumachen. Das war vor allem eines: unglaublich anstrengend. Jeden Tag wollte ich perfekt sein. Alles richtig machen. Besser sein als alle anderen. Der Drang nach Perfektion und Kontrolle stieg, mein Wohlbefinden nahm ab. Doch bis ich das realisierte, brauchte es ein ganzes Jahr.

Und auch nach der Erkrankung möchte ich noch immer alles möglichst fehlerfrei erledigen. Diesen Charakterzug konnte ich bis heute noch nicht ganz ablegen. Oft erwische ich mich selbst dabei, wie ich jeden einzelnen Schritt in meinem Kopf plane und versuche, alle Eventualitäten zu überdenken – damit auch nichts überraschend kommt und ich so gut wie möglich vorbereitet bin. Und das ist auch gar nicht schlimm, denn mittlerweile verstehe ich das Wort »Perfektionismus« ganz anders. Ich verstehe es als eine Art

Motivation, als Unterstützung, nicht mehr als Feind. Es ist nicht möglich, tagtäglich, über Jahre immer nur fehlerfreie Höchstleistungen zu erbringen. Das macht kein gesunder Körper mit – und erst recht kein kranker. Ein gewisser Grad von Kontrolle und Ambition ist gut, solange er das eigene Handeln und das positive Lebensgefühl nicht einschränkt.

Was hilft: Ablenkung und die richtige Selbsteinschätzung

Es hat ziemlich lange gedauert, bis ich all diese Gedanken um Kalorien, Zahlen und Kontrolle stoppen konnte. Und auch heute gibt es immer noch Momente, in denen sie wieder hochkommen wollen. Doch im Laufe der Jahre habe ich gelernt zu erkennen, welche Gedanken gut und welche schlecht sind. Ich habe gelernt, früh genug gegenzusteuern und das Gedankenkarussell nicht wieder voll in Fahrt kommen zu lassen. Ich kann es sogar stoppen. Wie mir das gelingt und was mir dabei geholfen hat, ist ganz einfach: Ablenkung und die richtige Selbsteinschätzung. Gerne gehe ich raus in die Natur, treffe Freunde und versuche Dinge zu tun, die mir Spaß machen. Das hilft mir dabei, immer wieder aus diesem Teufelskreis herauszukommen. Das ist der eine Teil.

Doch dieses Verhalten und die vielen Gedanken fanden sich nicht nur in meinem Arbeitsalltag und meiner Freizeit wieder, sondern kontrollierten besonders auch meinen täglichen Umgang mit Lebensmitteln enorm. Das heißt, genau diese positive Einstellung zu meinen Gedanken und eine richtige Selbsteinschätzung habe ich auch beim Kochen und Essen wieder erlernen müssen. Das Brot wird nicht mehr strengstens abgewogen, die Cornflakes werden nicht mehr einzeln abgezählt und überhaupt wird nicht mehr jede Zahl ernst genommen, die in meine Nähe kommt. Ich lernte wieder zu kochen – nach Gefühl, mit Freude und ohne Zwang. Genauso, wie ich es bereits im Alltag umsetzen konnte. Und diese positive Einstellung hilft mir seitdem jeden Tag wieder neu. Trotze dem Gedankenkarussell und begib dich lieber auf die rasante und spannende Achterbahnfahrt des Lebens.

Mein Tipp

Bedenke: Einen perfekten Menschen gibt es nicht – zum Glück! Ein Mensch mit »Ecken und Kanten« ist viel sympathischer als einer, der immer nur stur geradeaus geht – sich keine Fehler erlaubt. Schreibe dir deshalb jeden Tag einen Satz auf, eine Begebenheit, bei der du gemerkt hast, dass du etwas richtig gemacht hast, und zudem noch einen Satz, der zeigt, dass Fehler menschlich sind. So kannst du immer auf positive und negative Erlebnisse zurückkommen (ich führe ein solches Tagebuch schon seit zwei Jahren).

Um deinem Gehirn genügend Kraft für diesen Weg zu geben, habe ich viele Rezepte für abwechslungsreiche Gerichte und Snacks zusammengestellt, die voller Energie stecken und super schmecken. Besonders geeignet sind Nüsse: Sie sind ein wahres Superfood, stecken voller Power, gesunder Inhaltsstoffe und Geschmack! Im folgenden Kapitel dreht sich deshalb alles um diese kleinen kulinarischen Kraftpakete. Jeden Tag finden sich die verschiedensten Nüsse in meinen Mahlzeiten wieder. Sie sind eines meiner liebsten Lebensmittel. Das erste Rezept in diesem Kapitel ist ein Vollkorntoast mit Sahnejoghurt und Nüssen. Ich freue mich, dir auf den nächsten Seiten viele Rezepte vorzustellen: Schwinge den Kochlöffel und lasse damit deinen positiven Gedanken freien Lauf!

Bananen-Vollkorntoast mit Sahnejoghurt und Nüssen

Dieses schnelle und einfache Gericht ist ideal für ein gesundes und ausgewogenes Frühstück. Der Sahnejoghurt gibt dem Ganzen einen herrlich cremigen Geschmack und schenkt dir gesunde Energie für den Tag.

Ergibt 1 Teller • 15 Min.

1 Banane • 1 Handvoll Haselnusskerne • 2 Scheiben Vollkorntoast • ein wenig griechischer Sahnejoghurt • ein wenig flüssiger Honig

- Die Banane schälen und in schräge Scheiben schneiden, Haselnusskerne grob hacken.

- Die beiden Brotscheiben toasten und mit Sahnejoghurt bestreichen.

- Die Toasts mit Bananenscheiben belegen, mit flüssigem Honig beträufeln, mit den Haselnüssen bestreuen und genießen.

Zu schwer? Frischkäse oder körniger Hüttenkäse können prima den Sahnejoghurt ersetzen.

Für Experimentierfreudige Statt Vollkorntoast lässt sich auch weißes Toastbrot verwenden. Wenn du magst, kannst du die Scheiben auch hier wieder mit verschiedenen Nusssorten garnieren.

Mein Tipp Nimm dir jeden Morgen genügend Zeit fürs Frühstück. Iss in Ruhe und starte entspannt in den oft so hektischen Alltag!

Äpfel mit Haselnüssen und Zitronensauce

Dieses Dessert schmeckt zu jeder Jahreszeit super lecker. Die Zitronensauce verleiht dem Gericht den nötigen Kick und ist vor allem bei heißen sommerlichen Temperaturen schön erfrischend. Dieses Gericht ist also ein wahrer Allrounder.

Ergibt 4 Dessertteller • ca. 20 Min.

2 mittelgroße Äpfel (am besten schmeckt hier der säuerliche Boskoop) • 1 Handvoll Haselnüsse • 1 Prise Zimt • 1 Zitrone

- Die Äpfel schälen und halbieren. Das Kerngehäuse entfernen, sodass eine kleine Mulde entsteht.

- Die Haselnüsse ebenfalls halbieren, bei mittlerer Hitze in einer Pfanne ohne Fett rösten, mit Zimt bestreuen und in eine Schale füllen.

- Die Zitrone auspressen und den Saft unter die Nüsse mischen. Diese Mischung vorsichtig in die Mulden der Apfelhälften füllen.

- Anrichten und genießen.

Für Experimentierfreudige Statt in Zitronensaft kannst du die Haselnüsse auch in Honig schwenken. Dann wird das Dessert schön süß.

» Äpfel mit Haselnüssen und Zitronensauce

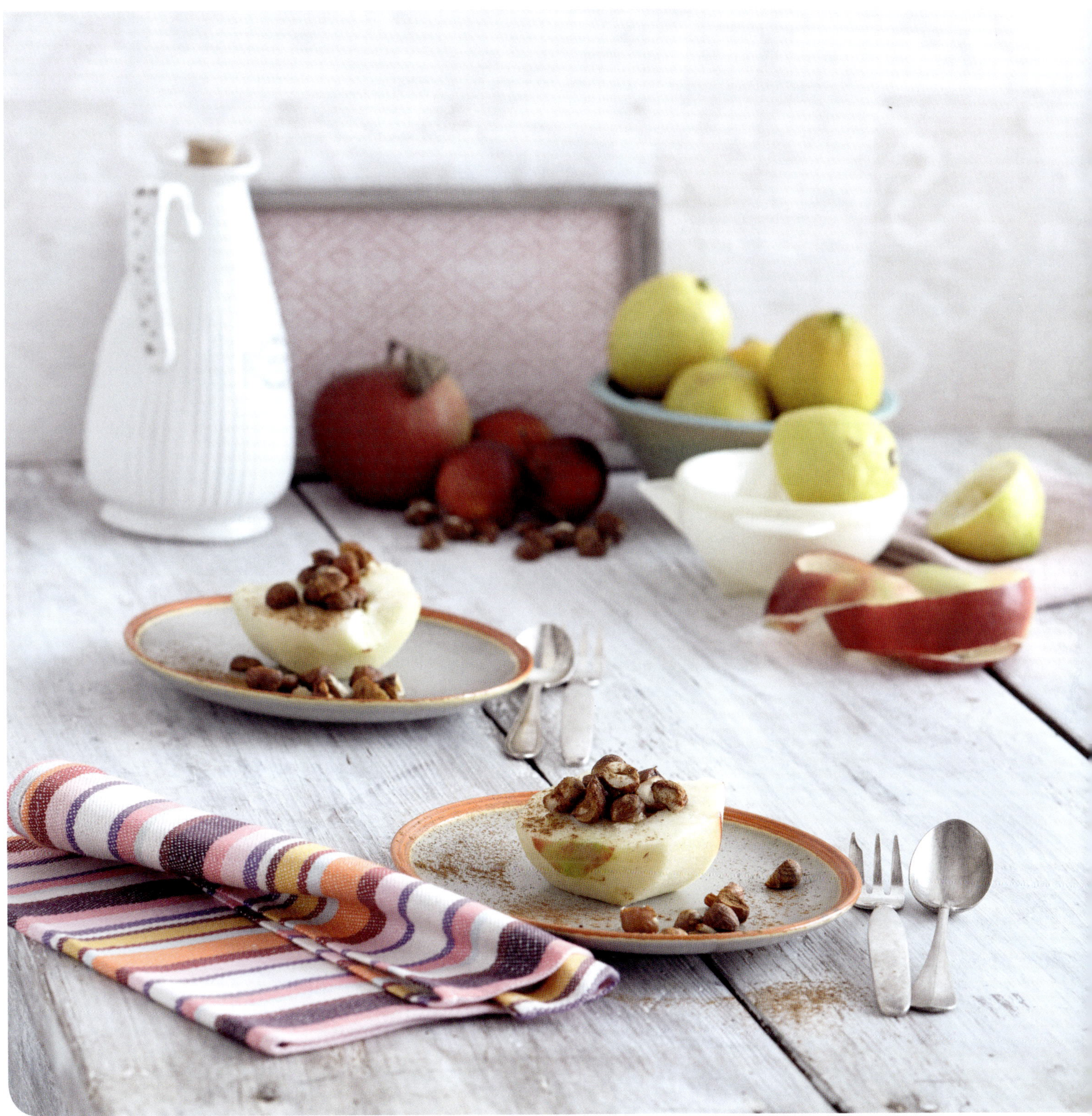

Möhren-Nuss-Aufstrich

Dies ist einer meiner absoluten Lieblings-Brotaufstriche. Der fruchtig-frische Geschmack der frisch geraspelten Möhren und die klein gehackten Nüsse machen dieses Rezept zu einem Muss – gerade für dunkle Brote. Der frisch gepresste Saft einer Orange verleiht diesem Brotaufstrich den nötigen Kick!

Ergibt 1 große Schüssel • 30 Min.

5 Möhren • 1 Handvoll Walnusskerne • 1 Handvoll Cashewkerne • Saft einer Orange • ein wenig Honig • 1 Becher (körniger) Frischkäse

- Möhren schälen, waschen und grob reiben. Ein paar Walnüsse beiseitelegen, die übrigen Walnüsse zusammen mit den Cashewkernen grob hacken und in einer Pfanne ohne Fett anrösten. Herausnehmen und auskühlen lassen.
- Die Möhren mit dem Orangensaft in die heiße Pfanne geben und 6 bis 8 Minuten weich dünsten. Auskühlen lassen.
- Möhren, Nüsse, Honig und den Frischkäse im Mixer zu einer Paste verarbeiten. Mit den beiseitegelegten Walnüssen bestreuen.
- Die Paste auf Brot streichen und zur Dekoration noch mit ein wenig Honig beträufeln. Zum Schluss mit den restlichen Walnüssen dekorieren.

Für Experimentierfreudige Gerade bei Brotaufstrichen kannst du beliebig variieren, eine andere Gemüsesorte oder ein anderes Brot verwenden. Probier es einfach aus!

Nuss-Nougat-Creme

Einer meiner Lieblinge für ein gemütliches Sonntagsfrühstück. Eine gesunde und leckere Alternative zur gekauften Nuss-Nougat-Creme bietet dieser Brotaufstrich. Schnell zubereitet und mit dem vollen Geschmack von Haselnüssen ist er bei mir zu Hause »der Renner« auf dem Frühstückstisch. Super auch für Pancakes oder auf einem dunklen Brot.

Ergibt 1 Glas • 30 Min.

3 Handvoll Haselnüsse • ein wenig Öl • 1 Prise Salz • ein wenig flüssiger Honig • ein wenig unbehandeltes Kakaopulver • das Mark einer Vanilleschote

- Den Ofen auf 200 °C vorheizen.
- Die Haselnüsse auf dem Backblech verteilen und im Ofen rösten, bis sie eine schöne braune Farbe bekommen, die zarte Haut sich löst und ein toller Duft sich in der Küche ausbreitet.
- Die Nüsse dann zusammen mit dem Öl und dem Salz zerkleinern, bis alles schön sämig ist.
- Das Kakaopulver und das Vanillemark in einer Schüssel unter die Nussmasse heben.
- In einem luftdichten Glas lässt sich die Nusscreme ca. einen Monat im Kühlschrank aufbewahren.

Für Experimentierfreudige Du kannst gerne noch weitere Nussarten dazugeben. Das gibt der Creme wieder eine neue Geschmacksrichtung!

Frucht-Nuss-Granola-Bar

Um das Gedankenkarussell zu stoppen, braucht das Gehirn Power – und die bekommt es mit diesem Müsliriegel ganz bestimmt!

Ergibt ca. 10 Riegel
ca. 1 Std. + 1 Std. Kühlzeit

- 2 Handvoll Mandeln
- 2 Handvoll Cashewnüsse
- 2 Handvoll Sonnenblumenkerne
- 1 Handvoll getrocknete Feigen und Aprikosen
- 1 Handvoll Kürbiskerne
- 1 Prise Salz
- 3 bis 4 Esslöffel Öl
- ein wenig Honig
- ein wenig Mandelbutter
- ein wenig Vanilleextrakt

- Die Mandeln, Cashews und Sonnenblumenkerne in den Mixer füllen und zerkleinern.

- Die getrockneten Früchte in kleine Stücke schneiden und zusammen mit den Nüssen in eine Schale füllen.

- Die Kürbiskerne und ein wenig Salz dazugeben und alles gut mischen, sodass du eine trockene Masse erhältst.

- Öl, Honig, Mandelbutter und Vanilleextrakt mit einer kleinen Gabel zu einer feuchten Masse vermengen.

- Die Ölmischung über die trockene Masse gießen und alles in eine beliebige Form, z. B. auf ein Backblech, drücken. Die gesamte Masse nun für ungefähr 4 Stunden in den Kühlschrank stellen.

- Die gehärteten Müsliriegel nach Belieben portionieren. Im Kühlschrank halten sie sich bis zu 10 Tage, im Gefrierfach bis zu einen Monat. Danach leidet der Geschmack. Aber am besten schmecken sie frisch!

Zu schwer? Nimm einfach etwas weniger Nüsse und Kerne und stattdessen mehr Haferflocken. Sie machen die Granola-Bar etwas leichter und bekömmlicher.

Für Experimentierfreudige Für eine besonders exotische Note sorgen zusätzlicher Ahornsirup und Goji-Beeren. Die knallrote Farbe der Beeren ist ein zusätzlicher Hingucker.

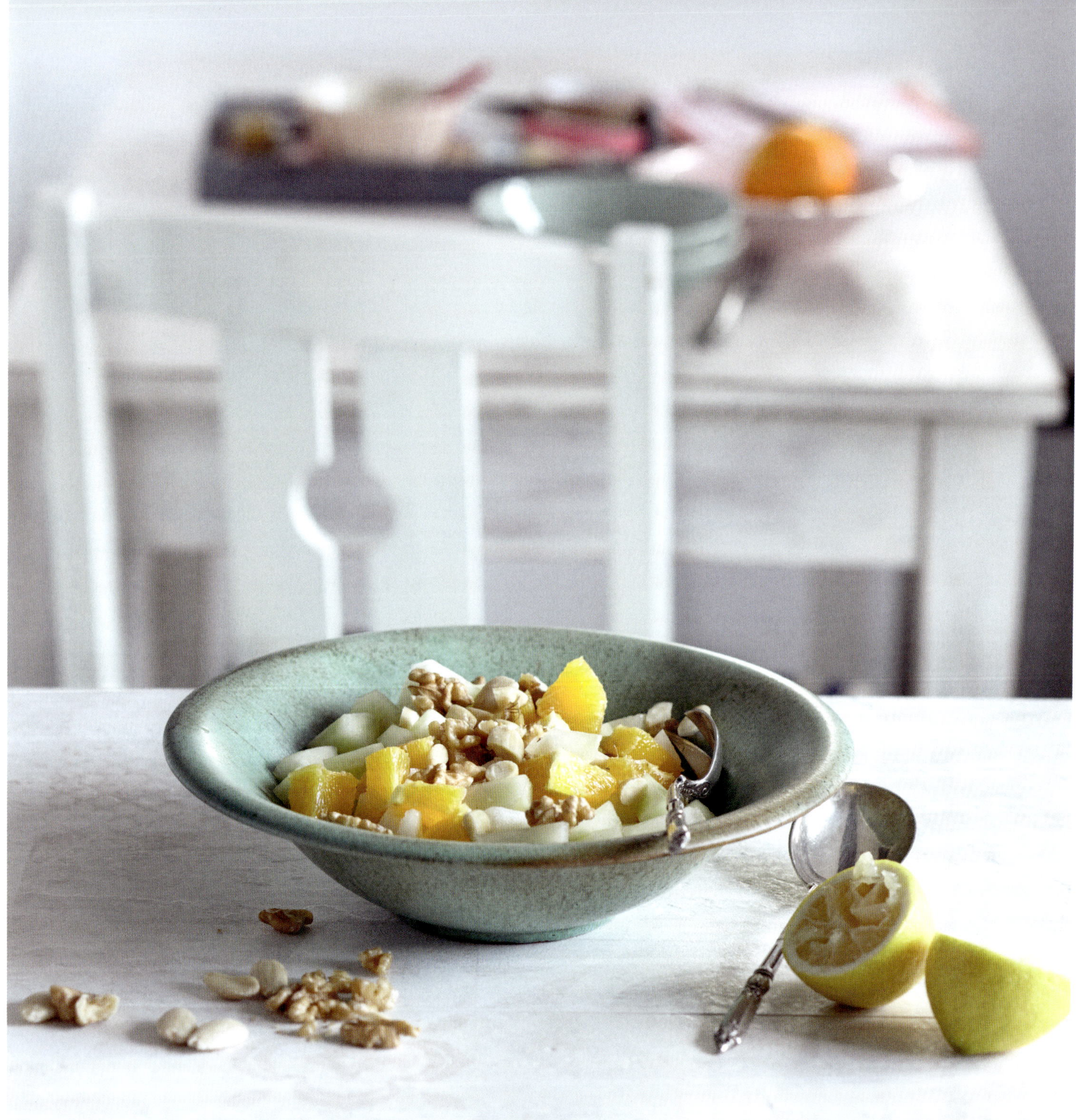

Orangen-Melonen-Salat mit Walnüssen und Mandeln

Dieser Salat ist einer meiner »Grünfutter«-Lieblinge. Eine Freundin aus Irland hat mich auf das Rezept aufmerksam gemacht.

Ergibt 1 große Schüssel • 30 Min.

2 Orangen • ½ Honigmelone • 1 Handvoll Walnüsse • 1 Handvoll Mandeln • 1 Zitrone

- Eine Orange schälen und in kleine Stücke schneiden. Mit der Melone ebenso verfahren. Beides in eine Schüssel geben.
- Die zweite Orange auspressen und den Saft unter die Früchte mischen.
- Walnüsse und Mandeln grob hacken, alles unter die Fruchtmischung heben. Den Salat mit dem Saft einer Zitrone beträufeln. Fertig.

Für Experimentierfreudige Dieser Salat ist auch warm ein absolutes Highlight. Dazu die Melonen und Orangen kurz mit ein wenig Butter in einer Pfanne erhitzen, die weiteren Zutaten unterheben und den Salat warm genießen.

« Orangen-Melonen-Salat mit Walnüssen und Mandeln

Walnussjoghurt mit Schokosplittern

Joghurt, Honig und dunkle Schokolade haben jetzt nicht gerade etwas mit großer Kochkunst zu tun. Dafür aber mit großem Geschmack! Jede(r) kennt Nussjoghurt aus dem Kühlregal und viele werden ihn bestimmt auch mögen, mir ist er allerdings oft zu süß und zu künstlich. Hier nun eine Alternative:

Ergibt 1 Dessertschüssel • 15 Min.

2 Handvoll Walnüsse • das Mark einer Vanilleschote • 1 Vollmilchjoghurt • ein wenig Honig • 1 Prise Zimt • 1 Handvoll Schokosplitter

- Die Walnüsse in einer Pfanne ohne Fett rösten und anschließend im Mixer zerkleinern, sodass eine feine Paste entsteht.
- Das Vanillemark zur Paste geben. Die Mischung zu dem Vollmilchjoghurt geben und mit Honig und Zimt abschmecken.
- Ein wenig dunkle Schokolade raspeln und den Joghurt mit den Schokosplittern garnieren.

Für Experimentierfreudige Dieser Joghurt lässt sich super auch mit anderen Nüssen herstellen. Ich persönlich liebe hier besonders Cashewnüsse!

Mein Tipp Versuche dich mit so wenig industriell hergestellten Produkten wie möglich zu ernähren. Das hilft dir nach der Krankheit, natürliche Aromen wieder wahrzunehmen und sensibler für den unverfälschten Geschmack von Lebensmitteln zu werden.

Zimtnüsse

Vorsicht, diese Nüsse machen süchtig! Sie sind nach der Zubereitung immer ruckzuck aufgegessen, denn jeder liebt die knackigen, würzigen Walnusskerne. Damit lassen sich auch Müslis oder andere Gerichte verfeinern. Und sie sind ein super Snack für zwischendurch.

Ergibt 4 Handvoll • 15 Min.

ein wenig Öl • ein wenig flüssiger Honig • das Mark von 3 Vanilleschoten • ein wenig Zimt • 3 Handvoll Walnüsse

- Öl, Honig, Vanillemark und Zimt in einen kleinen Topf geben und ca. 5 Minuten bei kleiner Hitze köcheln lassen.
- Die Walnüsse dazugeben und ein paar Minuten in der Glasur köcheln lassen. Gelegentlich umrühren (am besten mit einem Holzlöffel). Alle Walnüsse sollten von der Masse bedeckt sein.
- Alles auf ein Backblech geben und ca. 30 Minuten kühlen lassen.
- Die Nüsse können in einer luftdichten Dose ca. 2 Wochen aufbewahrt werden.

Für Experimentierfreudige Auch Pecannüsse schmecken mit dieser Würzmischung super. Statt dieser süßen Variante kannst du übrigens auch eine herzhafte Würzmischung zusammenstellen. Tausche dazu einfach Honig, Vanille und Zimt gegen Curry- und Paprikapulver aus.

Mein Tipp Plane über den Tag kleine Zwischenmahlzeiten ein, damit dein Körper immer ausreichend mit genügend Energie versorgt ist.

Selbst gemachte dunkle Schokolade

Die eigene Schokolade zu Hause selbst herstellen? Das geht? Ja, und ob! Ich habe dieses Rezept vor einigen Monaten erst entdeckt und war überrascht, wie viel besser die selbst hergestellte Schokolade schmeckt. Ob als kleine Zwischenmahlzeit, zum Backen oder Garnieren: Mit diesem Rezept lassen sich viele Gerichte verfeinern.

Ergibt mehrere Tafeln • ca. 45 Min. (ohne Kühlpausen)

1 Tasse Kakaobutter (am besten als Kügelchen kaufen) • unbehandeltes Kakaopulver (nach Belieben) • das Mark von 2 Vanilleschoten • ein wenig Honig

- Die Kakaobutter in ein hitzebeständiges Gefäß geben und dieses über eine Schüssel mit warmem (nicht kochendem!) Wasser hängen. Der Boden der oberen Schüssel sollte mit dem Wasser nicht in Berührung kommen. Die Kakaobutter auf diese Weise komplett schmelzen lassen.
- Nach Belieben Kakaopulver und das Vanillemark hinzufügen – je nachdem, wie dunkel die Schokolade sein soll. Gut umrühren!
- Die Masse ca. 2 Stunden ruhen lassen, dann zu „Tafeln“ formen. Die Schokolade danach im Kühlschrank aufbewahren, da sie bei Raumtemperatur anfängt zu schmelzen.

Für Experimentierfreudige Deine Schokolade kannst du nach Belieben variieren. Füge beispielsweise gehackte Nüsse, getrocknete Früchte oder Schokolinsen hinzu. Diese DIY-Schokoladetafeln lassen sich auch prima als kleines Mitbringsel verschenken!

Spaghetti mit Nuss-Bolognese

Diese vegetarische Variante der Bolognese-Sauce ist einfach zuzubereiten und besonders lecker. Die Nüsse liefern viel Energie und gesunde Fettsäuren. Ein ideales Gericht also für anstrengende Lernphasen oder lange Bürozeiten.

Ergibt 1 Teller • ca. 45 Min.

3 Möhren • 1 Handvoll Walnüsse • 1 Zwiebel • 1 Knoblauchzehe • ein wenig Öl • ein wenig Tomatenmark • 3 gehackte Tomaten • 1 Prise Salz und Pfeffer • 1 Handvoll Spaghetti

- Möhren schälen und zusammen mit den Walnüssen grob zerhacken.
- Die Zwiebel und die Knoblauchzehe schälen, kleinschneiden und in einem Topf mit Öl glasig dünsten.
- Tomatenmark, gehackte Tomaten, Möhren, Walnüsse und etwas Wasser dazugeben, mit Salz und Pfeffer abschmecken und alles ca. 30 Minuten köcheln lassen.
- Die Spaghetti nach Packungsanleitung in Salzwasser kochen, dann abgießen. Die Sauce unter die Pasta heben, anrichten und servieren.

Zu schwer? Du kannst diese Bolognese auch ohne Walnüsse zubereiten und nur ein paar ganze Nüsse als kleinen Hingucker und zur Dekoration verwenden.

Für Experimentierfreudige Vollkornspaghetti sind gehaltvoller, aber auch geschmacksintensiver als normale Spaghetti und verleihen dem Gericht eine herbere, besonders edle Geschmacksnote. Auch andere Nusssorten lassen das Gericht immer wieder zu einem Erlebnis werden.

Selbst gemachtes Studentenfutter

Kennst du das auch? Du kaufst dir eine Packung Studentenfutter und dann sind entweder zu wenige oder zu viele Nüsse darin. Das Gleiche gilt meistens für die Rosinen. Selbst gemachtes Studentenfutter schmeckt viel besser und kann nach Belieben variiert werden. Dazu brauchst du keine großen Kochkünste.

Ergibt 1 große Schüssel • 10 Min.

verschiedene Nüsse • getrocknete Früchte

- Einfacher geht es kaum: Deine liebsten Nusssorten und getrocknete Früchte miteinander vermischen und in einer Dose abfüllen. Fertig.

Für Experimentierfreudige Alternativ kannst du die Nüsse auch in Honig rösten. Das gibt einen herrlichen Snack!

Mein Tipp Der Vorteil an diesem Studentenfutter: Du kannst deine liebsten Sorten verwenden und deine Mischung je nach Bedarf immer wieder auffüllen. Einfach perfekt für den kleinen Hunger zwischendurch.

Seelachsfilet in einer Nusskruste

Fisch enthält neben vielen gesunden Fetten und Jod auch Eiweiß und das lebenswichtige Vitamin D. Zusammen mit den Nüssen in diesem Rezept bietet er deinem Körper alles, was dieser über den Tag benötigt.

Ergibt 1 Teller • 45 Min.

1 Seelachsfilet • 1 Prise Salz • Saft einer Limette • 1 Zwiebel • 1 Knoblauchzehe • ein wenig Öl • 2 Handvoll Cashewnüsse • ein wenig Butter

- Das Fischfilet waschen und trockentupfen. Mit Salz bestreuen und mit dem Limettensaft beträufeln. Die Zwiebel schälen und fein würfeln, Knoblauch schälen.
- Den Backofen auf 200 °C (Umluft 180 °C) vorheizen.
- Das Öl in einer Pfanne erhitzen und die Zwiebelwürfel darin goldbraun braten. Den Knoblauch durch die Knoblauchpresse drücken und kurz mitbraten. Mit etwas Wasser ablöschen und alles 5 Minuten offen köcheln lassen.
- Die Nüsse in einem Blitzhacker nicht zu fein hacken (ca. 2-mm-Stückchen).
- Eine flache feuerfeste Form mit Butter ausfetten, die Fischfilets mit dem Limettensaft hineinlegen und die Mischung aus der Pfanne darübergießen. Die Nüsse darüberstreuen. Die Fischfilets im Backofen auf mittlerer Schiene 20 bis 30 Minuten goldbraun überbacken.
- Dazu passen prima Kartoffeln und Kräuterquark.

Zu schwer? Du kannst das Seelachsfilet auch nur mit Butter in einer Pfanne anbraten und zum Schluss ein paar feingehackte Nüsse über den gegarten Fisch streuen.

Bunte Gemüsepfanne mit Nusssplittern

Diese einfache, aber besonders farbenfrohe Gemüsevariation lässt sich super mit Hauptkomponenten wie Kartoffeln, Nudeln oder Reis kombinieren. Außerdem kannst du hier deiner Kreativität freien Lauf lassen und die verschiedensten Gemüsevariationen zusammenstellen.

Ergibt 1 Teller • 30 Min.

ca. 4 verschiedene Gemüsesorten, z. B. Paprika, Zucchini, Pilze und grüner Spargel • ein wenig Butter • Gewürze, z. B. ein wenig Paprikapulver, Curry und Chilipulver • Mandelsplitter nach Belieben

- Das Gemüse waschen (das untere Ende der Spargelstangen schälen) und alles in kleine Würfel schneiden.
- Die Butter bei mittlerer Hitze in der Pfanne schmelzen, Paprika, Zucchini und Pilze dazugeben. Alles ca. 10 Minuten köcheln lassen, den grünen Spargel erst die letzten 5 Minuten hinzufügen. So bleibt dieser schön knackig.
- Alles mit den Gewürzen abschmecken und zum Schluss Mandelsplitter dazugeben.
- Das Gemüse mit Reis oder Kartoffeln anrichten.

Mein Tipp Eine farbenfrohe Auswahl an Gemüse macht Lust aufs Essen! Versuche immer alle deine Sinne mit in das Kochen und Essen einzubeziehen.

» Bunte Gemüsepfanne mit Nusssplittern

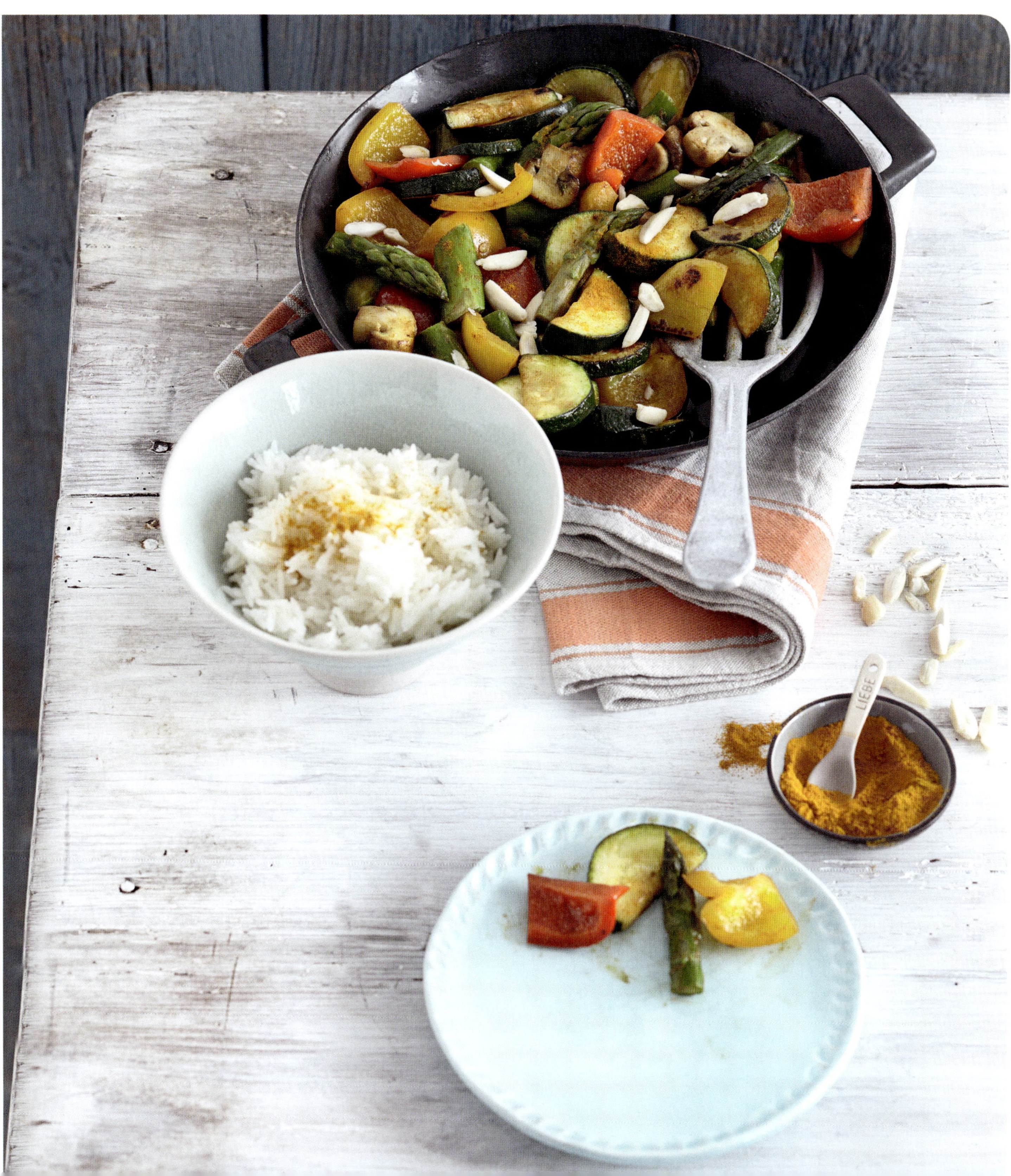
LIEBE

FÜHLE SCHMETTERLINGE IM BAUCH

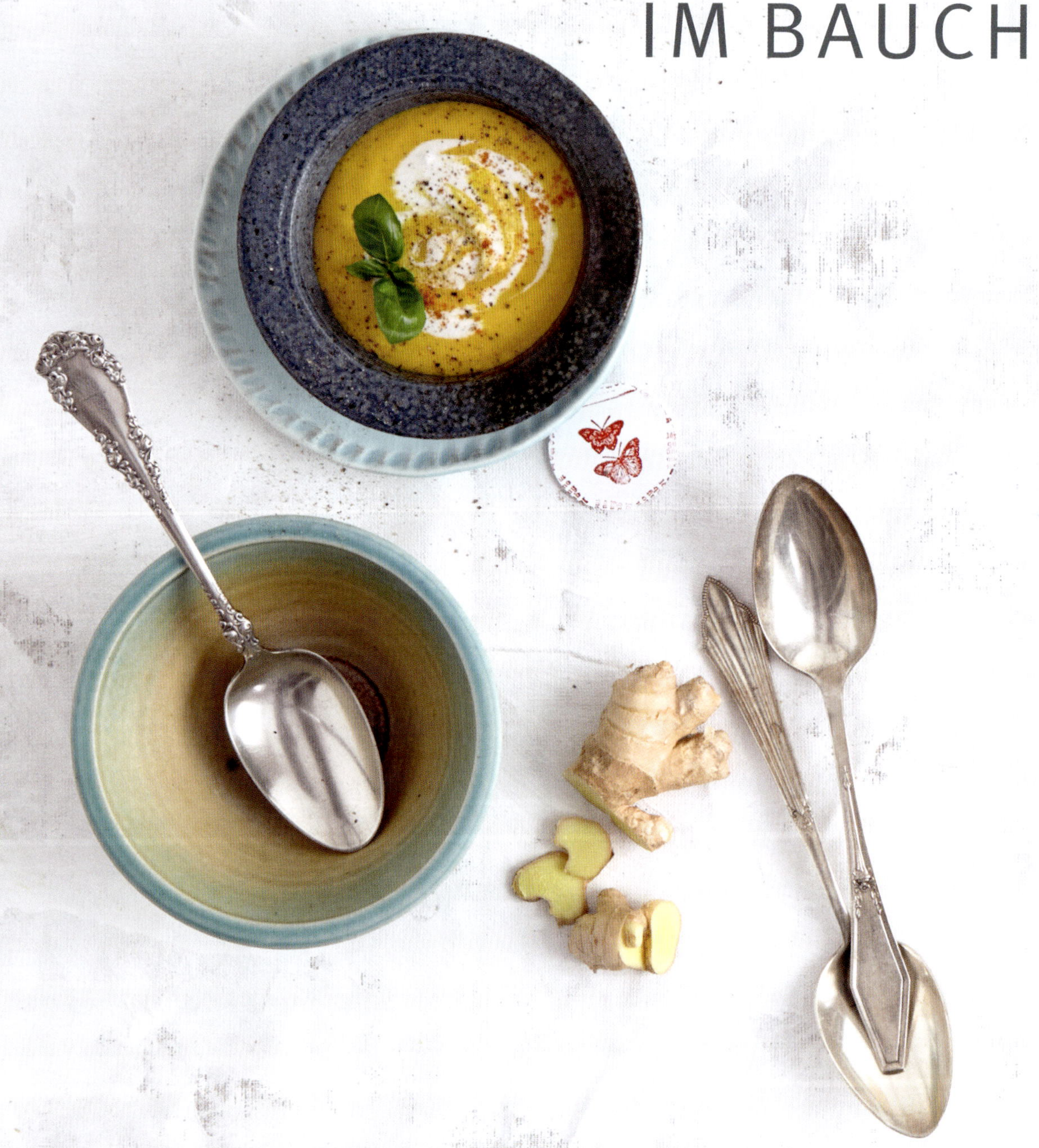

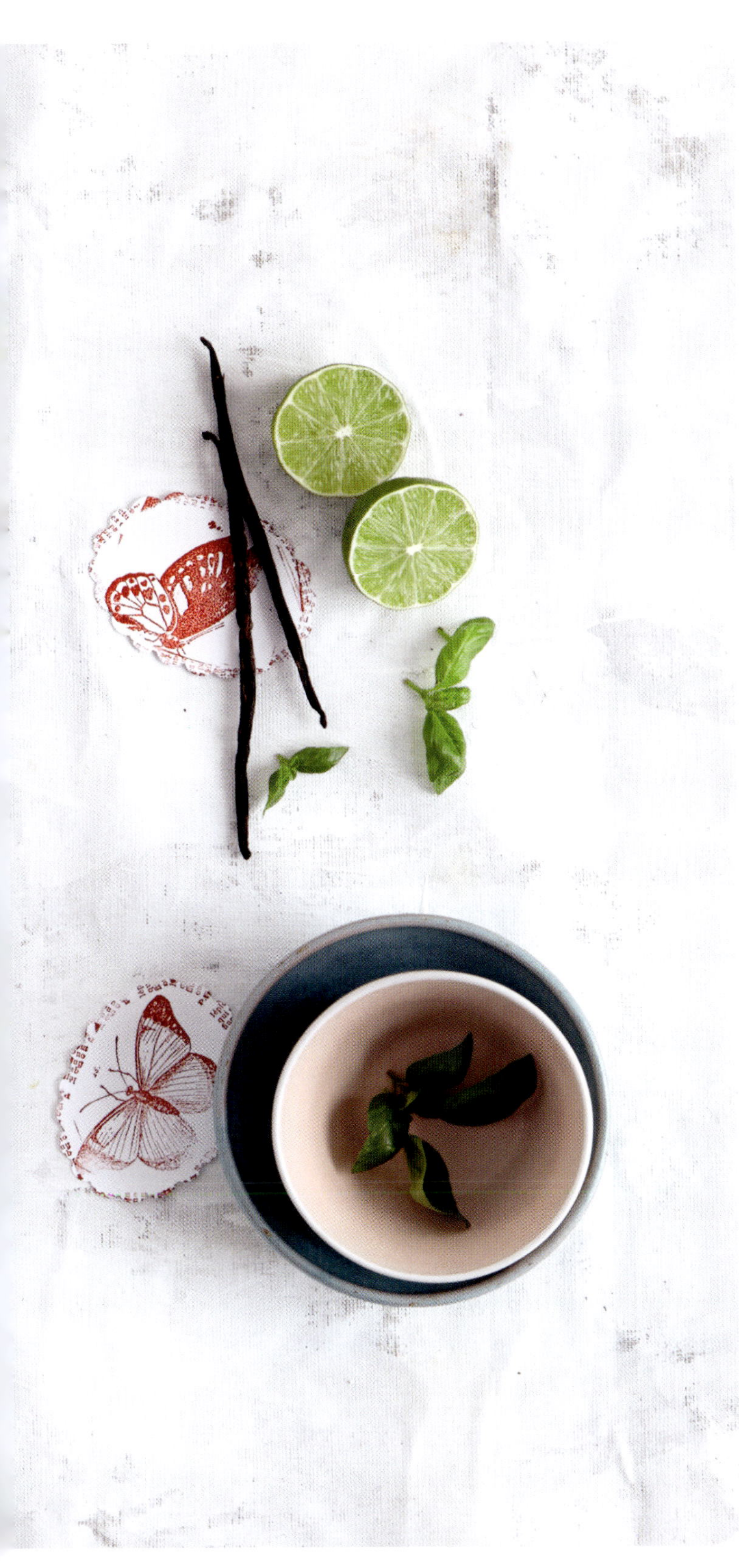

Schmetterlinge im Bauch – alle Menschen kennen es, dieses flaue Gefühl in der Magengegend. Doch was bedeutet es eigentlich? Ist es ein gutes oder ein schlechtes Gefühl? Es ist vor allem eins: ein Signal deines Körpers.

Überwinde Unsicherheit

Manchmal spürt man die berühmten Schmetterlinge im Bauch, wenn man verliebt ist und die ganze Welt durch eine rosarote Brille sieht. In vielen Lebenslagen symbolisieren sie jedoch vor allem eines: Unsicherheit und Nervosität. Ich weiß, dass gerade dieses Gefühl bei Magersüchtigen häufig besonders ausgeprägt sein kann. So wirklich abschalten kann man nur noch selten. Besonders in Situationen, in denen es ums gemeinsame Essen geht, werden Magersüchtige unruhig und spüren dieses nervöse Flattern im Bauch. Aber auch plötzlich eintretende Ereignisse, die vorher nicht geplant werden konnten, stellen eine große Herausforderung dar. Denn schließlich geht es immer darum, die Kontrolle zu behalten, die Lage im Griff zu haben. In solchen Situationen stellen sich die Schmetterlinge im Bauch dann ein – und zwar auf eine negative Art und Weise.

Ich kann mich noch gut daran erinnern, dass ich gemeinsame Mahlzeiten im Verlauf der Krankheit mehr und mehr gemieden habe. Voller Nervosität saß ich dann in meinem Zimmer, habe mich vollständig isoliert. Aber natürlich konnte ich mich auch nicht immer »drücken« und wurde im Laufe eines langen Tages immer wieder mit Essen konfrontiert. Diese Situationen waren stets geprägt von großer Nervosität, Angst und Verzweiflung.

Aber auch ungewohnte, neue oder unplanbare Situationen haben mir im Alltag immer wieder Schwierigkeiten bereitet. Vor der Erkrankung war ich ein lebensfroher Mensch, der sich in sämtliche Situationen einfach nur so hineingestürzt hat. Gefühle der Isolation oder Ängste waren zwar manchmal da, bestimmten jedoch nicht mein tägliches Leben. Ich lernte, bestimmten Situationen, die mir unangenehm erschienen, geschickt aus dem Weg zu gehen. Das ist etwas, was mir die Magersucht wie ganz selbstverständlich beigebracht hatte.

Bewusstes Erleben setzt positive Energien frei

Das hat sich nun geändert. Heute habe ich immer noch Schmetterlinge im Bauch – aber dazu ein gutes Gefühl und eine riesige Portion Lebensfreude im Gepäck. Das erlebte ich besonders, als ich anfing Koch-

kurse zu besuchen. Ich kann bis heute noch nicht sagen, was genau mich so plötzlich am Kochen faszinierte. Es ist, glaube ich, das bewusste Erleben von gutem Essen und die Freude daran, die für mich diese Faszination ausmacht. Über Jahre habe ich meinem Körper diese Art von positiven Gefühlen, überhaupt Emotionen, verwehrt – auch wenn sie vielleicht noch im tiefsten Innern vorhanden waren. Dieses lange verdrängte Gefühl habe ich nun wieder an die Oberfläche kommen lassen und darüber bin ich unglaublich froh.

Jeden Tag versuche ich nun, den positiven Gefühlen freien Lauf zu lassen. Zugegebenermaßen ist das nicht immer einfach und an manchen Tagen schaffe ich es nicht. Das liegt dann besonders daran, dass in meinem Alltag häufig Stress herrscht und zum Beispiel unglaublich viele Arbeiten für die Universität geschrieben, Abgabetermine eingehalten werden müssen. Und an solchen Tagen hilft es mir immer, mir am Abend bewusst zu machen, was diese unangenehmen Gefühle ausgelöst hat, und gleichzeitig zu überlegen, wie ich diese beim nächsten Mal umgehen kann.

Kochen für ein wohliges Gefühl im Bauch!

Doch es gibt noch etwas, was mir zurzeit viel positive Energie gibt: die Freude am Einkaufen und am bewussten Erleben. Cafés und Märkte gehören nun zu meinen Lieblingsorten. Es ist einfach toll, dort andere Menschen zu beobachten, diese große Vielfalt an frischen Lebensmitteln vorzufinden. Zu sehen, zu riechen und zu schmecken. Für mich ist es sehr wichtig, mir bei solchen Einkäufen Zeit zu lassen, um das Erlebnis Kochen völlig auszuschöpfen. So kann ich ohne Probleme einen ganzen Morgen oder Nachmittag auf Märkten verbringen und mich einfach treiben lassen. Mit vielen neuen Ideen, Zutaten und guter Laune im Gepäck geht es für mich dann meistens direkt danach in die Küche, um Essen vorzubereiten.

Ich glaube, dass das auch mein Geheimnis für die positiven Schmetterlinge im Bauch ist: sich Zeit zu nehmen, zu spüren, zu fühlen – und damit dem Leben zu begegnen.

Mein Tipp

- Nimm dir Zeit für alles, was du tust. Gerade die wichtigen Dinge sollten in Ruhe stattfinden, dazu gehört nicht nur das Essen, sondern auch das Einkaufen. Das sorgt dafür, dass du dich und deinen Körper nicht unter Druck setzt.
- Lasse ab und zu auch die negativen Gefühle zu. Sie helfen dir, in bestimmten Situationen zu erkennen, was dir Angst macht. So kannst du beim nächsten Mal besser gegensteuern und weißt genau, auf welche Ereignisse dein Körper mit Nervosität reagiert.
- Und zum Schluss: Finde deinen eigenen Ruhepol und etwas, das dich glücklich und zufrieden macht. Was für mich das Einkaufen auf Märkten ist, kann für dich etwas ganz anderes sein! Suche und finde!

Und welche Gerichte machen, passend zu diesem Kapitel, ein besonders wohliges Gefühl im Bauch? Richtig: Suppen! Sowohl in der heißen als auch in der kalten Jahreszeit sind sie immer ein Genuss. Ich stelle dir auf den kommenden Seiten verschiedenste Varianten zum Ausprobieren vor. Aber auch Nudeln oder eine heiße Schokolade sind Balsam für den Magen. Hier nun also meine Rezepte für ein gutes Bauchgefühl.

Kichererbsensuppe

Kichererbsen sind besonders in der arabischen Küche sehr beliebt und werden auf die vielfältigste Art und Weise eingesetzt. Die Hülsenfrüchte sind ein exzellenter Eisenlieferant und deshalb besonders für Vegetarier geeignet. Dieses Rezept einer muslimischen Freundin möchte ich euch nicht vorenthalten.

Ergibt 2 Teller • ca. 30 Min.

1 Dose Kichererbsen (200 g) • 1 Zwiebel • 1 Knoblauchzehe • 1 Prise Kreuzkümmel • 1 Prise Kurkuma • ein wenig Butter • 2 Tassen Gemüsebrühe • ein wenig Joghurt • Saft von 1 Zitrone • je 1 Prise Salz und Pfeffer

- Die Kichererbsen in ein Sieb geben und gut abtropfen lassen.

- Die Zwiebel und den Knoblauch schälen und fein hacken. Mit Kreuzkümmel und Kurkuma in einem Topf mit Butter 1 bis 2 Minuten anschwitzen. Die Kichererbsen und die Brühe hinzufügen und ca. 10 Minuten leise köcheln lassen.

- Ein paar Kichererbsen für die Garnitur herausnehmen und den Rest fein pürieren. Nach Belieben noch ein wenig köcheln lassen oder ein wenig Brühe dazugeben.

- Den Joghurt hinzufügen und die Suppe mit Zitronensaft, Salz und Pfeffer abschmecken.

- Die Suppe auf Schalen verteilen, mit den Erbsen und dem restlichen Joghurt garniert servieren.

Für Experimentierfreudige Wie wär's mit einem kleinen, dekorativen Häubchen Sahne dazu? Das gibt der Suppe einen besonders cremigen Geschmack.

Kokos-Süßkartoffel-Suppe

Diese Suppe ist super einfach zuzubereiten und kann noch dazu mit einer interessanten Gewürzmischung punkten. Die Kokosnuss macht sie schön sämig und verleiht ihr einen besonderen Geschmack.

Ergibt 2 Teller • 45 Min.

1 Zwiebel • 1 Knoblauchzehe • 1 Möhre • ein wenig frischen Ingwer • 4 mittelgroße Süßkartoffeln • ein wenig Öl • je 1 Prise Salz, Pfeffer und Chilipulver • Saft einer Limette • 2 Tassen Gemüsebrühe • 1 Dose (200 ml) Kokosnussmilch

- Die Zwiebel, den Knoblauch und den Ingwer schälen, dann klein hacken. Die Möhre in kleine Stücke schneiden. Die ungeschälten Süßkartoffeln in kleine Würfel schneiden.

- Das Gemüse zusammen mit ein wenig Öl in eine mittelgroße Pfanne geben und anbraten, dann bei geschlossenem Deckel ca. 10 Minuten garen.

- Die Süßkartoffeln dazugeben und mit Pfeffer, Salz und Chilipulver würzen. Den Saft der Limette hinzufügen. Zum Schluss die Gemüsebrühe und die Kokosmilch dazugeben und alles weitere 15 Minuten bei gelegentlichem Umrühren kochen lassen.

- Nach kurzem Abkühlen die Suppe sämig pürieren, abschmecken und genießen.

» Kokos-Süßkartoffel-Suppe

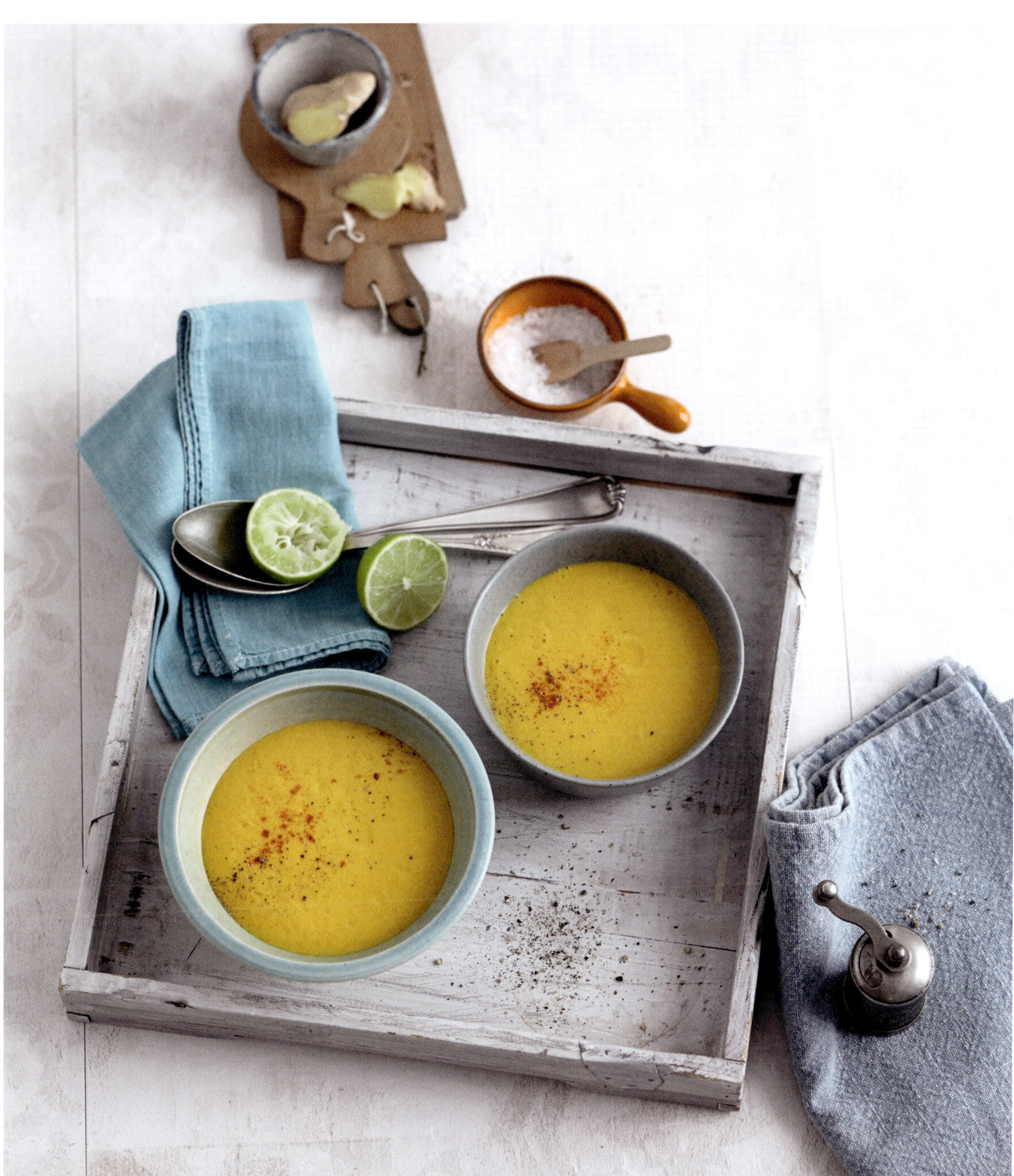

Roasted Vegetable Soup

Ein beliebtes Gericht aus meiner Wahlheimat Irland, wo diese Gemüsesuppe fast wöchentlich auf den Tisch kommt. Die Iren können hier ganz geschickt verstecken, dass sie Gemüse nicht gern knackig zubereiten – in der Suppe wird ja sowieso alles püriert. Gerade zur kalten Jahreszeit ist sie einfach wunderbar wärmend.

Ergibt 2 Teller
45 Min.

- 1 Zwiebel
- 1 Knoblauchzehe
- ein wenig Sellerie
- 1 Möhre
- 1 Frühlingszwiebel
- 1 Kartoffel
- 1 Pastinake
- ein wenig Öl
- 1 Prise Salz und Pfeffer
- 1 Zweig Rosmarin
- ein wenig Zitronensaft
- ½ Glas Gemüsebrühe (flüssig)
- 2 Esslöffel Kokosmilch

- Die Zwiebel und den Knoblauch schälen, zusammen mit dem Sellerie klein hacken. Die Möhre, Frühlingszwiebel, Kartoffel und Pastinake ebenfalls schälen und in kleine Stücke schneiden.

- Zwiebel, Knoblauch, Sellerie, Möhre und Frühlingszwiebel mit ein wenig Öl in eine mittelgroße Pfanne geben, anbraten und bei geschlossenem Deckel ca. 10 Minuten köcheln lassen.

- Die Kartoffel und die Pastinake dazugeben und mit Pfeffer und Salz würzen. Zitronensaft hinzufügen. Zum Schluss die Gemüsebrühe und die Kokosmilch dazugeben und alles nochmals 15 Minuten bei gelegentlichem Umrühren kochen lassen.

- Nach kurzem Abkühlen die Suppe sämig mixen, abschmecken und genießen.

Für Experimentierfreudige Super ist diese Suppe auch als »Starter« für ein ganzes Menü! Lass dich einfach inspirieren!

Mein Tipp Suppen sind ein wahrer Allrounder: Sie sind vielfältig und sorgen für ein wohliges Gefühl im Magen. Ein ideales Gericht, um dich langsam an geregelte Mahlzeiten zu gewöhnen.

Pasta mit Spargel und Zucchinigemüse

Dies ist eines meiner absoluten Lieblingsgerichte, wenn es schnell und einfach gehen, dazu aber auch noch lecker schmecken soll. Der grüne Spargel gibt dem Gericht den nötigen »Kick« – farblich und geschmacklich.

Ergibt 1 Teller • 30 Min.

½ Zucchini • 7 Stangen grüner Spargel • 2 Handvoll Nudeln • ein wenig Butter • 1 Prise Salz

- Die Zucchini in kleine Würfel schneiden. Das untere hölzerne Ende des Spargels abschneiden, danach die Stangen in kleine Stücke schneiden.
- Das Gemüse am besten dampfgaren, damit es schön knackig bleibt und seine Farbe behält.
- Die Nudeln in einem Topf mit reichlich leicht gesalzenem Wasser bissfest garen.
- Ein wenig Butter in einer Pfanne erhitzen. Zucchini und Asparagus darin schwenken.
- Die Nudeln mit dem Gemüse auf einem Teller anrichten und mit Salz abschmecken.

Für Experimentierfreudige Du kannst bei diesem Gericht auch super mit anderen Gemüsesorten experimentieren. Das macht das Gericht jedes Mal zu einem neuen Geschmackserlebnis.

Vegetarische Zucchinilasagne

Lust, Lasagne einmal auf eine andere Art und Weise zu probieren? Wie wäre es mit dieser Lasagne, die anstatt der Nudelblätter dünne Zucchinischeiben enthält? Schmeckt einfach super lecker! Dieses Gericht ist eine besondere Kreation meiner Freundin Lotte, die immer mit bewundernswerter Hingabe die feinen Zucchinischeiben schneidet – ich verliere da meistens die Geduld.

Ergibt 2 Teller (bei kleiner Auflaufform) • ca. 20 Min.

1 Handvoll frische Champignons • 2 große Fleischtomaten • 1 Zwiebel • ein wenig Öl • ein wenig Mehl • 1 Becher Crème fraîche • ein wenig Oregano • 1 Prise Salz • 2 Zucchini • geraspelter Parmesankäse (nach Belieben)

- Die Pilze klein schneiden, die Tomaten mit kochendem Wasser übergießen, häuten und würfeln.
- Die Zwiebel ebenfalls würfeln und im Öl kurz anschwitzen. Das Mehl darüberstäuben und kurz Farbe annehmen lassen. Crème fraîche unterrühren und die Sauce etwas köcheln lassen. Mit den Gewürzen abschmecken.
- Die Zucchini in feine dünne Scheiben schneiden.
- Eine Auflaufform mit etwas Öl ausstreichen. Etwas Sauce als unterste Schicht in die Form geben, dann abwechselnd Zucchinischeiben, Käse und Sauce darüberschichten. Die obere Schicht erhält zusätzlich noch einmal viel Parmesankäse.
- Die Lasagne bei 200 °C ca. 30 Minuten backen.

Für Experimentierfreudige Diese Lasagne lässt sich prima mit zusätzlichen Lasagneplatten ergänzen und sorgt damit für eine gelungene Abwechslung.

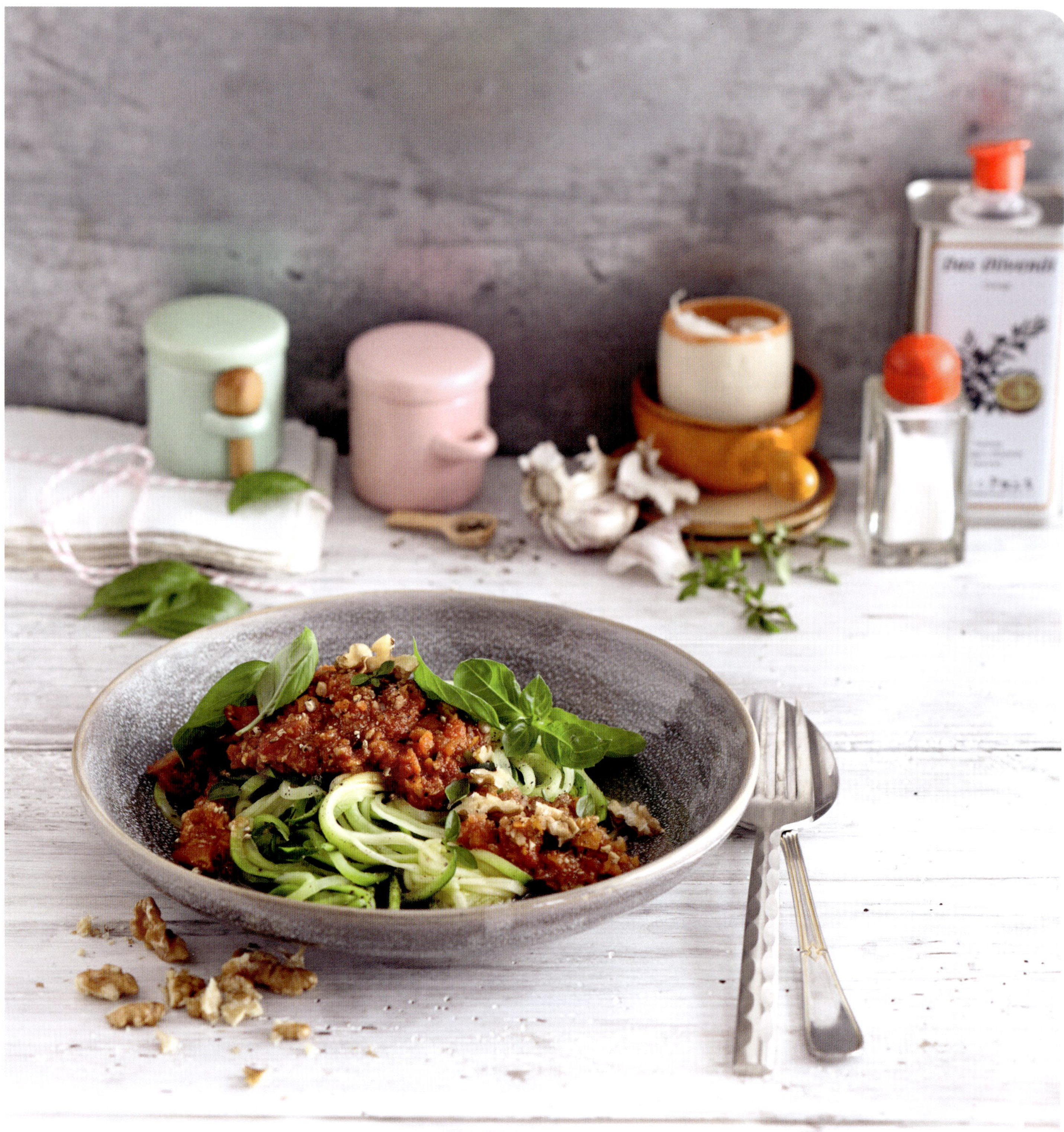

Zucchininudeln mit vegetarischer Bolognese-Sauce

Diese vegetarische Variante der bekannten Bolognese-Sauce wird mit viel frischem Gemüse zubereitet und zusammen mit saftigen »Zoodles« – selbstgemachten Zucchininudeln – serviert.

Ergibt 1 Teller
25 Min.

- 1 Handvoll getrocknete Tomaten
- 1 Handvoll Blumenkohl
- 1 Möhre
- 1 Handvoll Champignons
- 1 Zwiebel
- 1 Knoblauchzehe
- etwas Öl
- 1 Handvoll Walnüsse
- je 1 Prise Salz, Pfeffer, Oregano und Basilikum
- 1 Dose ungezuckerte Tomaten
- ein wenig Ahornsirup
- 2 Zucchini

- Getrocknete Tomaten in Wasser einweichen. Blumenkohl in Röschen schneiden, Möhre schälen, Champignons putzen, die Stängel herausschneiden. Zwiebel und Knoblauch schälen und vierteln.

- Das Gemüse in einen Mixer füllen und fein zerkleinern.

- Anschließend in eine große Pfanne mit etwas Öl geben und bei mittlerer Hitze ca. 6 bis 8 Minuten garen.

- Walnüsse im Mixer oder mit einem Mörser zerkleinern und zum Gemüse geben. Mit Salz, Pfeffer, Oregano und Basilikum abschmecken.

- Die getrockneten Tomaten abseihen, mit den Dosentomaten zum Gemüse geben. Mit Salz, Pfeffer und Ahornsirup abschmecken.

- Die Sauce aufkochen lassen, Hitze reduzieren und ca. 10 bis 15 Minuten köcheln lassen.

- Die Zucchini mit einem Spiralschneider zu Gemüsenudeln verarbeiten, leicht andünsten und mit der Bolognese-Sauce servieren.

Für Experimentierfreudige Zucchininudeln und normale Getreidenudeln lassen sich prima miteinander mischen. Das gibt eine tolle Nudelkombination und sieht auf dem Teller super aus.

Nudelauflauf mit Mozzarella und Tomaten

Auflaufgerichte sind immer super einfach vorzubereiten und deshalb auch ein Renner in meiner irischen WG-Küche.

Ergibt 2 Teller
ca. 40 Min.

- 1 Zwiebel
- 1 Knoblauchzehe
- 2 Handvoll Kirschtomaten
- je 2 Handvoll gewürfelten Parmesan und Mozzarella
- ein paar Basilikumblätter
- 3 Handvoll Nudeln
- ein wenig Olivenöl
- ein wenig Sahne

- Den Backofen auf 200 °C (Umluft 180 °C) vorheizen.
- Die Zwiebel und den Knoblauch sehr fein schneiden. Die Kirschtomaten waschen und halbieren. Den Parmesan reiben und den Mozzarella grob würfeln. Die Basilikumblätter abzupfen, waschen und trocken tupfen.
- In einem großen Topf Salzwasser zum Kochen bringen und die Nudeln darin nach Packungsanleitung al dente garen.
- Währenddessen in einer großen Pfanne Olivenöl erhitzen und die Zwiebel und den Knoblauch anschwitzen.
- Die Tomaten hinzufügen und alles ein paar Minuten leicht köcheln lassen. Dann die Sahne dazugeben und die Sauce mit Salz und Pfeffer abschmecken.
- Die Nudeln abgießen und in die Pfanne zur Sauce geben.
- Alles zusammen in eine Auflaufform geben, mit Mozzarella und Parmesan bestreuen und ca. 20 Minuten auf mittlerer Schiene im Backofen gratinieren lassen.
- Den Nudelauflauf vor dem Servieren mit den Basilikumblättern garnieren.

Für Experimentierfreudige Wie wäre es mit Dinkel- anstatt Eiernudeln? Sie verleihen dem Gericht einen nussig-herben Geschmack.

Mein Tipp Auflaufgerichte eignen sich super zum Vorbereiten, sodass du sie später nur wieder aufwärmen musst.

Rote-Bete-Risotto mit karamellisierten Zwiebeln

Rote Bete ist ein tolles Gemüse, das wegen seines einzigartigen Vitamin- und Nährstoffgehalts zu einem wahren »Superhero« in der Food-Szene geworden ist. Dieses Risotto besticht durch seine tolle Kombination aus verschiedenen süßlichen Aromen.

Ergibt 2 Teller • 30 Min.

2 Tassen Gemüsebrühe • 3 Zwiebeln • ein wenig Öl • 2 Handvoll Risottoreis • 2 Knollen gekochte Rote Bete • ein wenig Schnittlauch • ein wenig Parmesankäse • ein wenig Quark • je 1 Prise Salz und Pfeffer

- Die Brühe aufkochen lassen und warmhalten. Inzwischen die Zwiebeln schälen und fein würfeln. Öl in einem Topf erhitzen und die Zwiebelwürfel darin bei mittlerer Hitze unter Rühren goldbraun karamellisieren lassen.

- Reis dazugeben, 1 Minute sanft andünsten, dann umrühren. Den Reis mit ein wenig Brühe knapp bedecken und unter häufigem Rühren 20 Minuten leicht bissfest garen, dabei nach und nach die restliche Brühe dazugießen.

- Die Rote-Bete-Knollen, wenn nötig, schälen, in Würfel schneiden und 5 Minuten vor Ende der Garzeit unter den Reis mischen. Den Schnittlauch waschen, trockenschütteln und in feine Röllchen schneiden.

- Den Käse fein reiben. Quark und Käse unter den Risotto heben. Mit Salz und Pfeffer abschmecken und mit den Schnittlauchröllchen bestreuen.

Für Experimentierfreudige Es gibt so viele unterschiedliche Rote-Bete-Sorten. Lass dich auf einem der Märkte in deiner Umgebung inspirieren!

Warmer Wildreissalat mit Rucola

Dieser Salat ist sehr gut vorzubereiten und ideal für den berühmten Hunger zwischendurch. Auch warm ist er ein toller Snack.

Ergibt 1 Teller • 30 Min.

2 Handvoll Wildreis • 1 Möhre • ½ Zucchini • ½ Paprika • 1 große Fleischtomate • ein wenig Öl • ein wenig frische Kräuter • 1 Tasse Gemüsebrühe • 1 Handvoll Rucola • je 1 Prise Salz und Pfeffer

- Den Wildreis nach Packungsanleitung kochen, abgießen und abtropfen lassen.

- Die Möhre schälen, Zucchini und Paprika waschen und alles in dünne Streifen schneiden oder in Stifte hobeln. Die Tomate in kleine Stücke schneiden.

- Das Gemüse in heißem Öl anschwitzen. Die gehackte Tomate zugeben. Kräuter dazugeben und alles mit Brühe ablöschen. Mit Salz und Pfeffer abschmecken.

- Rucola waschen, putzen und gut abtropfen lassen.

- Rucola und Reis auf Tellern anrichten, das Gemüse daraufsetzen und servieren.

Zu schwer? Auch kalt ist dieser Salat als kleine Beilage zu einem anderen Gericht super geeignet!

Mein Tipp Pack dir immer, wenn du das Haus verlässt, einen kleinen Snack ein – einfach um für unterwegs etwas dabeizuhaben.

Vietnamesische Frühlingsrollen mit Chili-Erdnuss-Dip

Vietnamesische Frühlingsrollen sehen nicht nur wunderschön aus, sie schmecken auch herrlich fruchtig-frisch und sind im Handumdrehen zubereitet.

Ergibt 4 mittelgroße Rollen
45 Min.

Für den Chili-Erdnuss-Dip:

- ein wenig Erdnussöl
- 1 kleine Knoblauchzehe
- ein wenig Erdnussbutter (ich bevorzuge »Crunchy«, also mit Erdnussstückchen)
- 1 Tasse Kokosmilch
- Saft einer frischen Limette
- ein wenig Sojasauce
- ½ rote Chilischote
- 1 Prise Salz

Für die Frühlingsrollen:

- 1 Handvoll Glasnudeln (aus dem Asialaden)
- ½ Mango
- ½ Möhre
- 4 Blätter Mangold
- 2 Handvoll Sprossen
- ein wenig Sojasauce
- etwas Chilipulver
- 4 runde Reispapierblätter (aus dem Asialaden)

● Für den Dip das Erdnussöl in einem Topf erhitzen. Die Knoblauchzehe schälen, in feine Würfelchen schneiden und in dem Öl andünsten.

● Erdnussbutter, Kokosmilch und den Limettensaft hinzufügen, gut umrühren und die Masse mit Salz und ein wenig Sojasauce abschmecken. Ca. 5 Minuten köcheln lassen.

● Die Chilischote aufschneiden, putzen, fein hacken und untermischen.

● Den Dip kalt stellen und erst kurz vorm Servieren noch einmal aufwärmen.

● Für die Frühlingsrollen die Glasnudeln mit heißem Wasser übergießen und ca. 5 Minuten ziehen lassen.

● Die Mango schälen, das Fruchtfleisch herausschneiden und in längliche Stücke schneiden. Die halbe Möhre raspeln. Die einzelnen Blätter des Mangolds vorsichtig ablösen und klein schneiden.

● Die Sprossen kurz in Öl andünsten und dazugeben. Alles zusammen mit Sojasauce und Chilipulver abschmecken.

● Die Reispapierblätter kurz in lauwarmes Wasser legen und dann die Füllung nach Belieben einrollen.

Für Experimentierfreudige Die Füllung der Frühlingsrollen lässt sich prima als Beilagengemüse zu Reis verwenden.

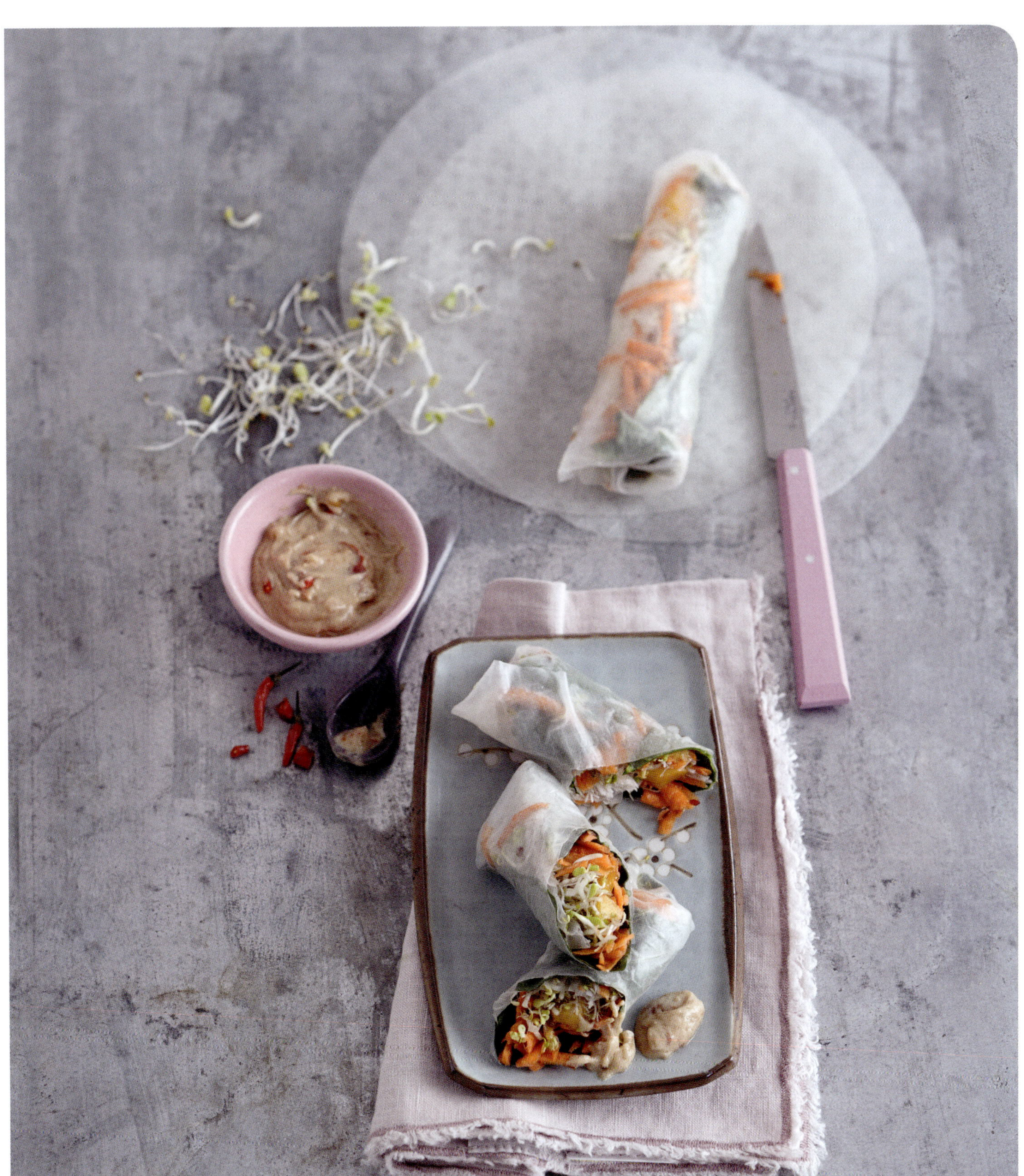

Heiße Schokolade mit Zimt

Die Verwendung von Kakaopulver und dunkler Schokolade macht diese heiße Schokolade zu einem wahren Verwöhngetränk – reich an schokoladigem Geschmack. Zimt gibt dem Ganzen eine süßlich-herbe Note. Diese Schokolade ist ein absolutes Muss auf dem Wochenend-Frühstückstisch.

Ergibt 2 Tassen • 10 Min.

1 Glas Mandelmilch • ein wenig Kakaopulver • 1 Handvoll kleingehackte dunkle Schokolade • ein wenig Zimt

- Alle Zutaten in einen kleinen Topf geben und bei kleiner Hitze und unter ständigem Rühren köcheln lassen.
- Die heiße Schokolade ist perfekt, wenn sie komplett geschmolzen ist.

Zu schwer? Anstatt der Mandelmilch kannst du auch ganz normale Kuhmilch verwenden.

Für Experimentierfreudige Mit einem Spritzer Kokosmilch machst du dieses Getränk zu einem exotischen Geschmackserlebnis.

Vanille-Erdbeer-Marmelade

Ein Klassiker – neu interpretiert. Die Vanille gibt der Erdbeermarmelade einen frischen, intensiven Geschmack und hebt das fruchtige Aroma der Erdbeeren hervor. Besonders lecker zu irischen Scones.

Ergibt 2 Einmachgläser • ca. 30 Min.

4 Handvoll frische Erdbeeren • ein wenig Zitronensaft • das Mark einer Vanilleschote • ein wenig Ahornsirup

- Die Erdbeeren waschen und trocken tupfen. In eine Schüssel geben und mit Zitronensaft beträufeln. Das Vanillemark dazugeben.
- Die Beeren pürieren, dann den Ahornsirup dazugeben.
- Die Marmelade in Einmachgläser füllen, gut verschließen und kühl stellen. Im Kühlschrank hält sich die Marmelade bis zu 2 Wochen.

Zu schwer? Frische Erdbeeren sind so lecker, dass ich sie manchmal schon vor der Zubereitung aufgefuttert habe – so kann man Erdbeeren natürlich immer essen!

Würzig geröstete Kichererbsen

Ein super gesunder Snack für zwischendurch, den ich gerne mit zur Uni oder zur Arbeit nehme – und auch meine Kolleginnen und Kollegen sind ganz verrückt danach.

Ergibt 1 großes Glas • 1 Std.

1 Dose Kichererbsen • ein wenig Paprikapulver • ein wenig Chilipulver • ein wenig Currypulver • ein wenig Ahornsirup • ein wenig Öl • 1 Prise Salz

- Den Ofen auf 200 °C vorheizen.
- Die Kichererbsen abgießen und auf einem Backblech verteilen.
- Die Kichererbsen mit den Gewürzen bestreuen. Danach den Ahornsirup, das Öl und Salz darübergeben und alles gut vermischen.
- Die Mischung ca. 45 Minuten im Ofen backen. Am Ende des Backvorgangs sollten die Kichererbsen schön knusprig sein.

Für Experimentierfreudige Experimentiere mit den Gewürzen! Diese können ein komplett neues Geschmackserlebnis zaubern!

Frische Zitronencreme

Perfekt für den Sommer, super frisch und super lecker. Gerne erinnere ich mich an die Zeit zurück, in denen ich mit einem Schälchen dieser Zitronencreme auf dem Balkon meiner irischen Gasteltern saß – bei strahlendem Sonnenschein. Die Zitrone gibt dir Frische für heiße Tage (ja, die gibt es definitiv auch in Irland).

Ergibt 2 Dessertschalen
ca. 30 Min.

- 3 Bio-Zitronen
- ein wenig Honig
- Agar-Agar (Gelatineersatz)
- ½ Becher Buttermilch
- ein wenig Puderzucker
- 1 Becher griechischer Joghurt
- weiße und dunkle geraspelte Schokolade

● Von einer der Zitronen etwas Schale abreiben. Dann die drei Zitronen halbieren und entsaften, anschließend die ausgepressten Früchte sehr fein würfeln.

● Honig und ein Drittel des Zitronensafts mit ein wenig Wasser aufkochen und die Zitronenwürfel dazugeben. Vom Herd nehmen und auskühlen lassen. In Schälchen füllen.

● Ein wenig Agar-Agar in Wasser aufkochen.

● Die Buttermilch mit dem restlichen ausgepresstem Zitronensaft, der Zitronenschale und Puderzucker verrühren. Den Joghurt unterheben. Agar-Agar sorgfältig unterrühren.

● Die Mischung auf die Zitronenstücke geben und die Zitronencreme mindestens 2 Stunden kalt stellen.

● Mit weißen und dunklen Schokoladeraspeln bestreut servieren.

Für Experimentierfreudige Im Gegensatz zu Gelatine wird Agar-Agar auch mühelos mit roher Ananas, Kiwi, Mango und Papaya fertig; seine Gelierkraft wird durch das in diesen Früchten enthaltene eiweißspaltende Enzym nicht beeinflusst – daher kannst du diese Zitronencreme ganz einfach auch mit anderen Früchten variieren.

STILLE DEINEN WISSENSDURST

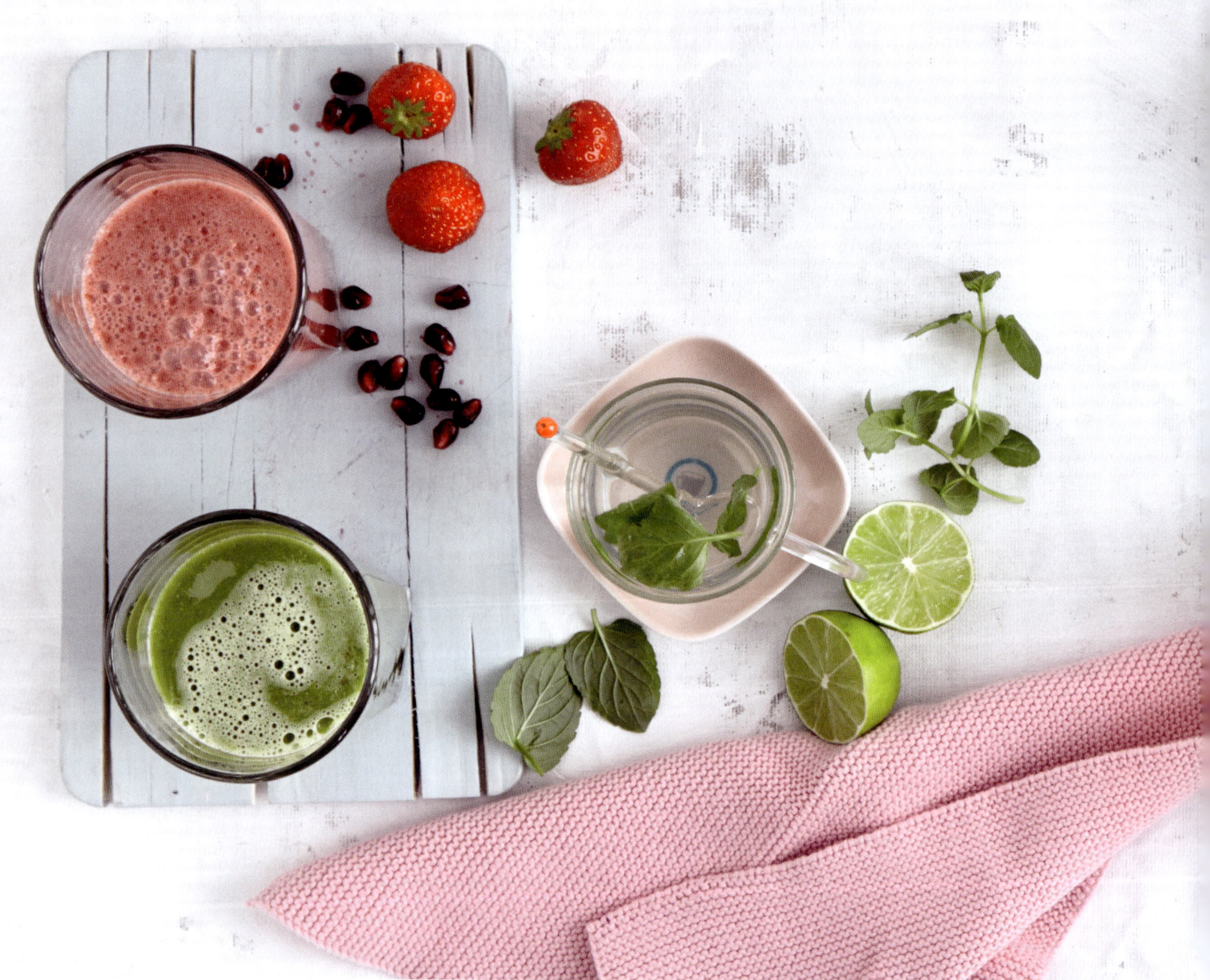

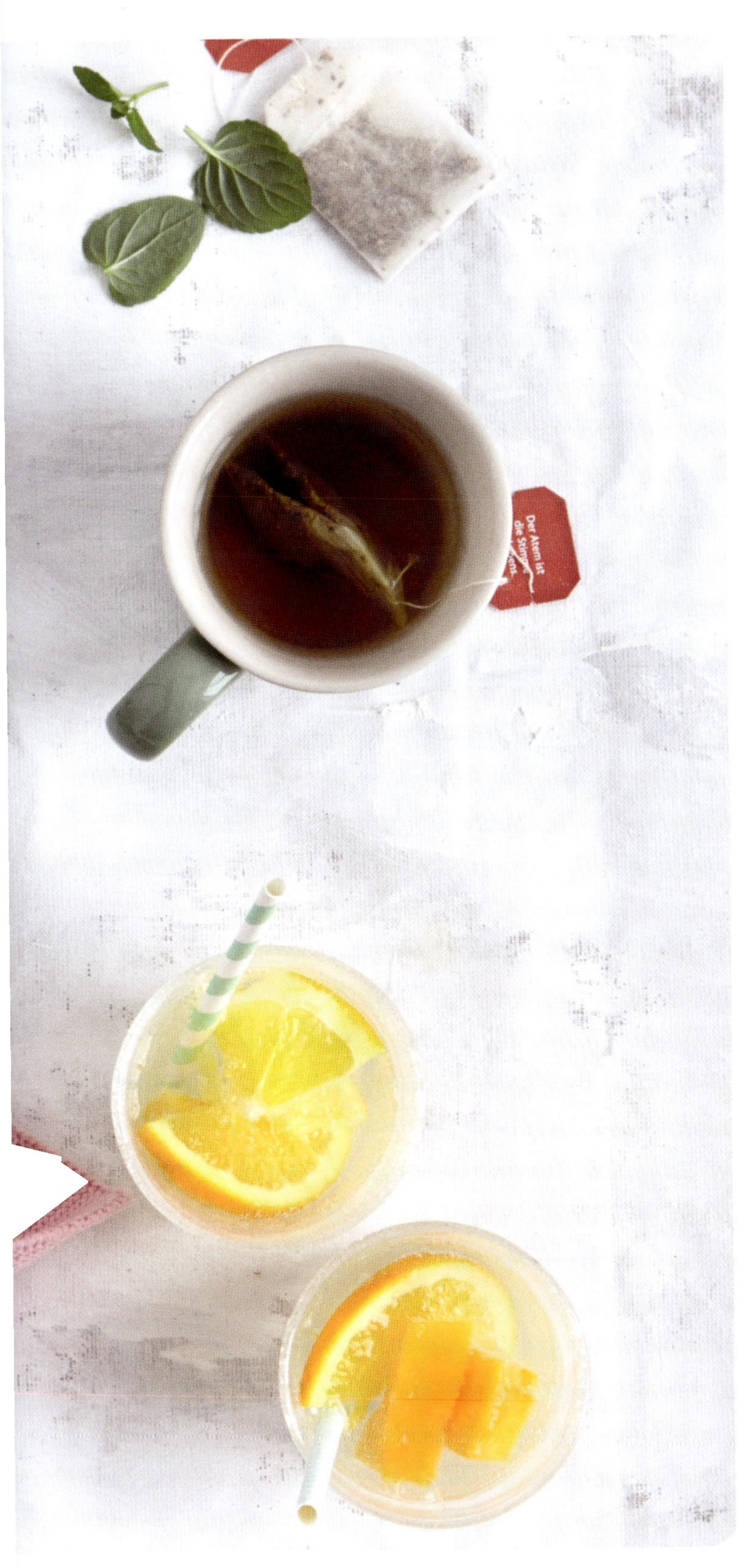

Hilfe annehmen lernen. Das ist bei dieser Krankheit eine große Hürde, die es zu überwinden gilt. Bist du zu diesem ersten Schritt bereit, wirst du auch einen Weg aus der Magersucht finden.

Nimm Hilfe an und lerne von anderen

Nur zu gut erinnere ich mich noch an die Worte meiner Familie und meiner Freunde, die mir, wann immer es möglich war, mitteilten, dass ich doch mehr essen müsse. Doch dass ich ein gestörtes Essverhalten haben sollte, wollte ich überhaupt nicht einsehen. Jedes Mal, wenn dieses Thema in Gesprächen angerissen wurde, wuchs die Wut in mir. Ständig kam es deshalb zum Streit mit meinem Umfeld. Ich weiß, dass während der Magersucht eine Isolation vom sozialen Umfeld keine Seltenheit ist – so wird es noch schwerer, die Magersucht zu überwinden. Bei mir war das glücklicherweise nicht so. Meine Freunde blieben. Meine Familie hielt zu mir und unterstützte mich. Durch ihren unerschütterlichen Glauben an mich wurde mir erst bewusst, was ich mir und meinem Körper eigentlich antat. Ihr Verhalten hat mich mehr verstehen lassen als jede andere Therapie.

Wichtig sind Menschen, die zu dir halten

Und noch bis heute sind es meine Familie und meine Freunde, die mich darauf aufmerksam machen, wenn ich doch wieder in alte Muster verfalle. Viele Situationen und Warnsignale meines Körpers kann ich mittlerweile selbst verstehen, doch mit Freunden und Familie ist dort noch eine zweite Instanz, die auf mich achtgibt.

Ich gehe mit meiner Krankheit offen um, verstecke mich nicht vor meiner Vergangenheit. Mit dieser Ehrlichkeit habe ich gute Erfahrungen gemacht und gemerkt, dass meine Mitmenschen die Tücken der Magersucht verstehen wollen. Sie sind dankbar, so offen über meine Krankheit sprechen zu können. Das erlaubt es ihnen zu verstehen und auch von mir zu lernen. Genauso, wie ich täglich von ihnen Neues erfahren kann.

Mein Tipp

- Nimm jede nur erdenkliche Hilfe an und lerne auch dich selbst immer wieder neu kennen.
- Gehe offen mit deiner Krankheit um. Du wirst erstaunt sein, wie viel positive Reaktionen und Hilfe du von deinem Umfeld erhältst.

Um nicht nur deinen Wissensdurst, sondern auch den deines Körpers zu stillen, habe ich für dich die verschiedensten Durstlöscher zusammengestellt. Denn wenn dein Körper eines für eine gute Denkleistung benötigt, dann ist es genügend Flüssigkeit.

Limetten-Mandel-Smoothie

Dies ist bestimmt nicht das anspruchsvollste Rezept in meinem Buch, vielleicht ist es sogar eines der einfachsten – aber für mich ohne Frage eines der genialsten. Gemüse- oder Fruchtsaft zu trinken ist ein sehr schneller und einfacher Weg, Power zu tanken und wacher zu werden. Also: Ab geht's an den Mixer.

Ergibt 1 Glas • ⏲ 10 Min.

½ Avocado • Saft einer ½ Zitrone • Saft einer ½ Limette • 2 Schuss Apfelsaft • ein wenig frischer Ingwer • ein paar Eiswürfel (optional) • geraspelte Mandeln • frische Minze zur Dekoration

- Einfacher geht's nicht: Alle Zutaten in den Mixer geben und zerkleinern, bis alles schön sämig ist.

- Den Smoothie in ein Glas geben und nach Belieben mit frischer Minze dekorieren.

Zu schwer? Du kannst zunächst auch die Mandeln weglassen. Dieses zitronige Getränk schmeckt auch ohne sie einfach herrlich. Oder du bereitest das Getränk mit reiner Buttermilch statt der Avocado zu. Das macht das ganze Rezept etwas leichter.

Mein Tipp Iss mit Freunden und der Familie, das macht viel mehr Spaß als allein!

Latte macchiato mit Zimt und Orangensaft

Wunderbar für die Weihnachtszeit. Der Orangensaft und die würzige Note des Zimts machen diesen Kaffee zu etwas ganz Besonderem. Gerade an kalten Wintertagen ein tolles Getränk zum Aufwärmen.

Ergibt 1 Latte-macchiato-Glas • ⏲ 15 Min.

1 Tasse Vollmilch • 1 Espresso • ein wenig Orangensaft • ein wenig Zimt

- Die Vollmilch erwärmen (wichtig: Nicht kochen!), mit einem Milchschäumer aufschäumen und 1 bis 2 Minuten stehen lassen, damit der Schaum nicht mehr zusammenfällt.

- Anschließend den Schaum sowie die warme, nicht geschäumte Milch in ein Glas füllen.

- Den Espresso kochen und ganz langsam zur Milch geben. Wenn man es zu schnell macht, vermischt sich der Espresso mit der Milch, also aufpassen! So entsteht dann das typische weiß-braune Muster.

- Nun vorsichtig den frischen Orangensaft und den Zimt dazugeben.

Für Experimentierfreudige Dieses Getränk lässt sich ganz einfach mit einer Kugel Vanilleeis und kaltem Kaffee in einen Milchkaffee verwandeln. Schmeckt sehr lecker!

Schoko-Cashew-Kokos-Smoothie

Oh ja, die Hauptzutat für diesen Smoothie sind eingeweichte Cashewkerne. So entsteht eine Art Milch, die diesem Smoothie seine besondere Note verleiht. Die Süße der Kokosraspel rundet dieses Getränk perfekt ab.

Ergibt 1 Glas • 10 Min.

1 Handvoll eingeweichte Cashews • 1 Handvoll Haferflocken • ein wenig Kakaopulver (unbehandelt) • 1 Handvoll Datteln • 1 Schuss Ahornsirup • 1 Handvoll Kokosraspeln • geschmolzene Schokolade (optional)

- Einfacher geht es nicht: Alle Zutaten in den Mixer geben und zerkleinern, bis alles schön sämig ist.

- Den fertigen Smoothie nach Belieben mit ein wenig geschmolzener Schokolade dekorieren.

Für Experimentierfreudige Einfach eine halbe Banane beimischen und schon entsteht ein wahres Powergetränk!

Exoten-Smoothie mit Sanddorn

Sanddorn ist noch eine relativ unbekannte Frucht, holt gerade aber enorm auf. Die Beere bevorzugt raue Seeluft und steckt voller guter Inhaltsstoffe. Mit ihrem Vitamin-C-Gehalt schlägt sie jede Zitrone – in diesem Rezept ist sie ein wahrer Superstar!

Ergibt 1 Glas • 10 Min.

ein wenig frischer Ingwer • ½ Mango • 1 Orange • 2 Tassen Sanddornsaft (aus dem Bioladen) • ein wenig Limettensaft

- Die Mango schälen, das Fruchtfleisch vom Kern schneiden. Die Orange schälen.

- Alle Zutaten in den Mixer geben und zerkleinern, bis der Smoothie schön sämig ist.

Für Experimentierfreudige Dieser Smoothie lässt sich in kleinen Eiswürfelformen sehr gut einfrieren. So kannst du diese als kleinen »Kick« anderen Getränken beifügen!

Granatapfel-Limetten-Erdbeersaft

Eine super Alternative zu all den frischen Säften aus dem Supermarkt, die neben viel Chemie meist auch sehr viel Zucker enthalten.

Ergibt 2 Gläser • 15 Min.

1 Granatapfel • 1 Handvoll Erdbeeren • ein wenig Ahornsirup • ein wenig Limettensaft • 2 Gläser Mineralwasser

- Den Granatapfel halbieren und alle Kerne entnehmen. Die Granatapfelkerne zusammen mit den gewaschenen Erdbeeren, dem Ahornsirup und etwas Limettensaft in den Mixer geben.

- Die Mischung in zwei Gläser geben, mit Mineralwasser auffüllen und gut verrühren.

- Zur Dekoration einige Erdbeeren und Granatapfelkerne darüberstreuen.

Für Experimentierfreudige Dieses Getränk ist mit zusätzlichen Himbeeren und Bananen ein absolutes Erlebnis!

» Granatapfel-Limetten-Erdbeersaft

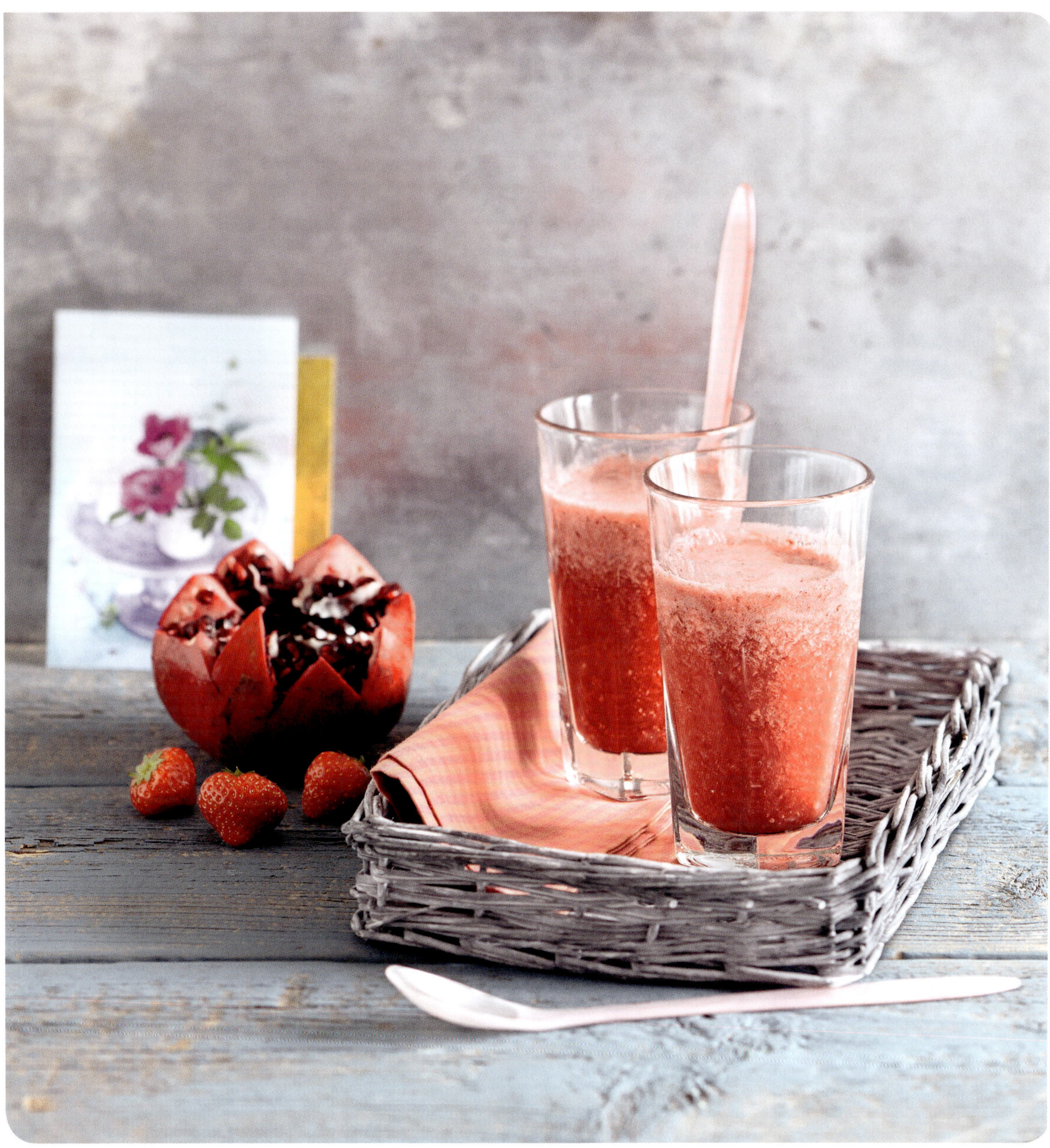

Erdbeer-Vanille-Milch

Solange es Erdbeeren gibt, muss man das ja voll ausnutzen. Denn leider ist die Zeit viel zu schnell vorbei, in der es die süßen roten Früchte gibt. In diesem Milchshake entfalten sie ihr volles Aroma.

Ergibt 1 Glas • 10 Min.

1 Vanilleschote • 1 Glas Vollmilch • 2 Handvoll Erdbeeren

- Das Mark der Vanilleschote auskratzen und mit der Milch in einen Mixer geben. Die gewaschenen und geputzten Erdbeeren dazugeben und kräftig durchmixen.

- Den Milchshake in zwei große Gläser füllen und nach Belieben mit einer Erdbeerscheibe am Glasrand servieren.

Für Experimentierfreudige Eine Kugel Vanilleeis macht diesen Milchshake gerade an heißen Sommertagen zu einem Hit.

Zitronen-Buttermilch mit Kokos

Dieses Rezept hat mir eine gute Freundin gezeigt und dankenswerterweise für dieses Buch zur Verfügung gestellt. Die Kombination von frischen Zitronen und Kokosraspeln ist exotisch und macht Lust auf mehr! Durch die Süße der Kokosraspel brauchst du keinen zusätzlichen Zucker beizumengen!

Ergibt 1 Glas • 10 Min.

1 Glas frische Buttermilch • Saft von 3 Zitronen • 1 Handvoll Kokosraspel

- Alle Zutaten in den Mixer geben und zerkleinern. Fertig!

Zu schwer? Auch ohne die Kokosraspel ist dieses Getränk ein wahrer Genuss!

Mein Tipp Versuche immer, mit natürlicher Süße zu arbeiten, dadurch trainierst du deine Geschmacksknospen. Du wirst überrascht sein, was für einen Unterschied das macht und wie sensibel du plötzlich wieder für natürliche Süße wirst!

Ingwer-Limetten-Limonade

Herrlich erfrischend und ruckzuck zubereitet. Diese erfrischende Limonade ist ein Geheimtipp meiner irischen Gasteltern Mary und Noel. Sie würden jetzt sagen: »Sit back and enjoy!«

Ergibt 4 Gläser • 10 Min. + 2 Std. Kühlzeit

2 Limetten • 1 Ingwerknolle • 1 Tasse flüssiger Honig • 1 Liter Mineralwasser

- Limetten auspressen. Ingwer schälen und grob raspeln.

- Limettensaft und Ingwerraspeln mit dem Honig in eine Kanne geben, mit Mineralwasser auffüllen und umrühren. Dann 1 bis 2 Stunden abgedeckt im Kühlschrank durchziehen lassen.

- Die Limonade durch ein feines Sieb abseihen, in Gläser füllen und genießen.

Für Experimentierfreudige Bereite diese Limonade für eine Feier oder deine ganze Familie vor! Experimentiere mit den Zutaten!

Mein Tipp Getränke wie diese lassen sich super abfüllen und mitnehmen – so hast du unterwegs immer etwas Leckeres dabei.

Erdbeer-Basilikum-Limonade

Basilikum und Erdbeeren? Das passt zusammen? Ja, und wie! Die Basilikumblätter geben der Limonade einen leicht herben und erfrischenden Geschmack.

Ergibt 2 Gläser • ⏲ 15 Min. + 2 Std. Kühlzeit

2 Handvoll Erdbeeren • 1 Tasse flüssiger Honig • 1 Liter Mineralwasser • 1 Handvoll frische Basilikumblätter

- Erdbeeren waschen, entstielen und in dünne Scheiben schneiden.
- Diese nun mit dem Honig in eine Kanne geben, mit Mineralwasser auffüllen und umrühren.
- Die Basilikumblätter anklatschen, damit sie ihr volles Aroma entfalten, und dazugeben. Dann 1 bis 2 Stunden abgedeckt im Kühlschrank durchziehen lassen.
- Die Limonade durch ein feines Sieb abseihen, in Gläser füllen und genießen.

Für Experimentierfreudige Kein Fan von Basilikum? Auch Minze ist immer herrlich in Kombination mit Erdbeeren.

Bananenshake mit Mandelmilch

Eine Alternative zur klassischen Kuhmilch bietet Mandelmilch. Mit ihrem herben, ein wenig säuerlichen Geschmack passt sie hervorragend zu der natürlichen Süße der Banane. Außerdem erhält der Shake dann zusätzlich ein nussiges Aroma.

Ergibt 1 Glas • ⏲ 10 Min.

1 Banane • 1 Glas Mandelmilch

- Banane mit der Mandelmilch in den Mixer geben und zerkleinern – fertig!

Für Experimentierfreudige Auch eine Kombination aus Kuh- und Mandelmilch schmeckt wunderbar.

Frischer Schokominze-Tee

Für die Herstellung von Tee eignen sich vor allem die gesunden, jungen Blätter und frischen Triebe einer Pflanze. Die Schokominze ist eine relativ neue Kräutergattung und erinnert durch ihre Geschmackskombination aus Schokolade und Pfefferminze sofort an die dünnen Schokotäfelchen mit der flüssigen Minzfüllung.

Ergibt 4 Tassen • ⏲ 10 Min. + 3 Min. Zeit zum Ziehen

1 Handvoll Blätter der Schokominze • kochendes Wasser

- Die Blätter der Schokominze waschen, trocken schütteln und kurz anklatschen, damit sich die Aromastoffe entfalten können. In die Teekanne geben und mit heißem Wasser übergießen.
- Die Mischung ca. 3 Minuten ziehen lassen.

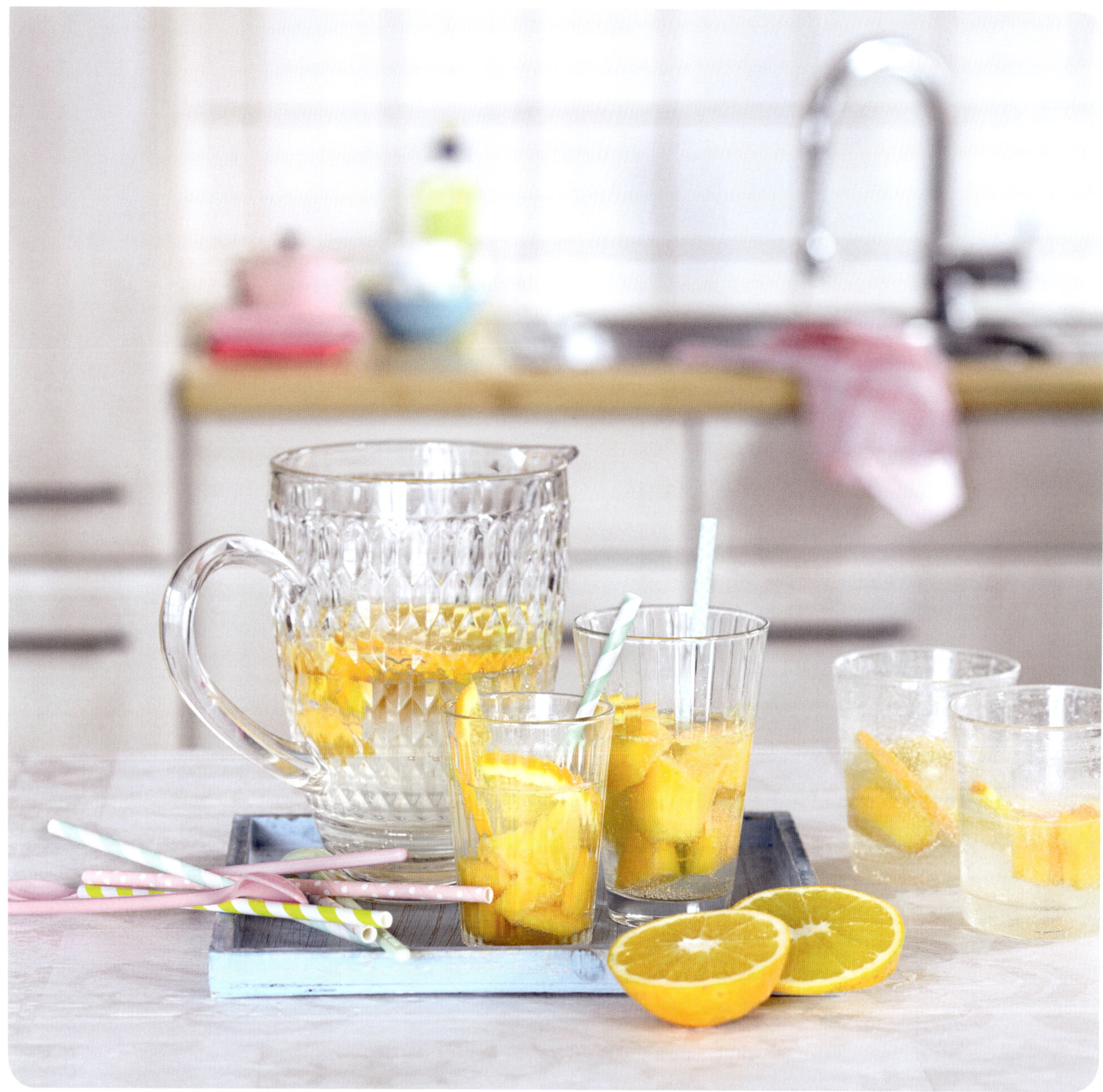

Zitronen-Limetten-Wasser

Eine ausreichende Flüssigkeitsaufnahme ist für unseren Körper enorm wichtig, um gesund zu bleiben. Diese aromatisierten Wasser (in 3 Variationen) verleihen jedem Essen eine elegante und erfrischende Note.

Ergibt 4 Gläser • ⏲ 10 Min. + 2 Std. Zeit zum Ziehen

3 Bio-Zitronen • 3 Bio-Limetten • 1 Liter (Mineral-)Wasser

- Die Limetten und Zitronen ungeschält in dünne Scheiben schneiden (unter der dünnen Haut befinden sich viele Aromastoffe).

- Die Zitrusfrüchte zusammen mit dem Wasser in eine große Karaffe geben und die Mischung 2 Stunden ziehen lassen.

Für Experimentierfreudige Werde kreativ. Wenn du andere aromatische Gewürze oder Früchte hinzuzufügst, wird das den Geschmack und das Aussehen des Wassers verändern.

Orangen-Mango-Wasser

Die zweite Variante des aromatisierten Wassers ist ein wenig exotischer als die erste.

Ergibt 4 Gläser • ⏲ 10 Min. + 2 Std. Zeit zum Ziehen

1 Bio-Orange • ½ Mango • 1 Liter (Mineral-)Wasser

- Die Orange in dünne Scheiben schneiden. Die Mango halbieren, den Kern entfernen und das Fruchtfleisch in kleine Stücke schneiden.

- Die Früchte zusammen mit dem Wasser in eine große Karaffe geben und die Mischung 2 Stunden ziehen lassen.

Gurken-Pfefferminz-Wasser

Und hier nun mein letzter Vorschlag für dein eigenes Wasser. Gurke und Pfefferminze wirken zusammen besonders erfrischend.

Ergibt 4 Gläser • ⏲ 10 Min. + 2 Std. Kühlzeit

½ Gurke • 1 Handvoll Pfefferminzblätter • 1 Liter (Mineral-)Wasser

- Die Gurke halbieren und in dünne Scheiben schneiden. Die Pfefferminzblätter waschen, trocken schütteln und kurz anklatschen, sodass sie ihr volles Aroma entfalten.

- Alles zusammen mit dem Wasser in einer Karaffe aufgießen und die Mischung für 2 Stunden kühlstellen. Dann genießen.

« Orangen-Mango-Wasser

SPRÜHE VOR LEBENSENERGIE

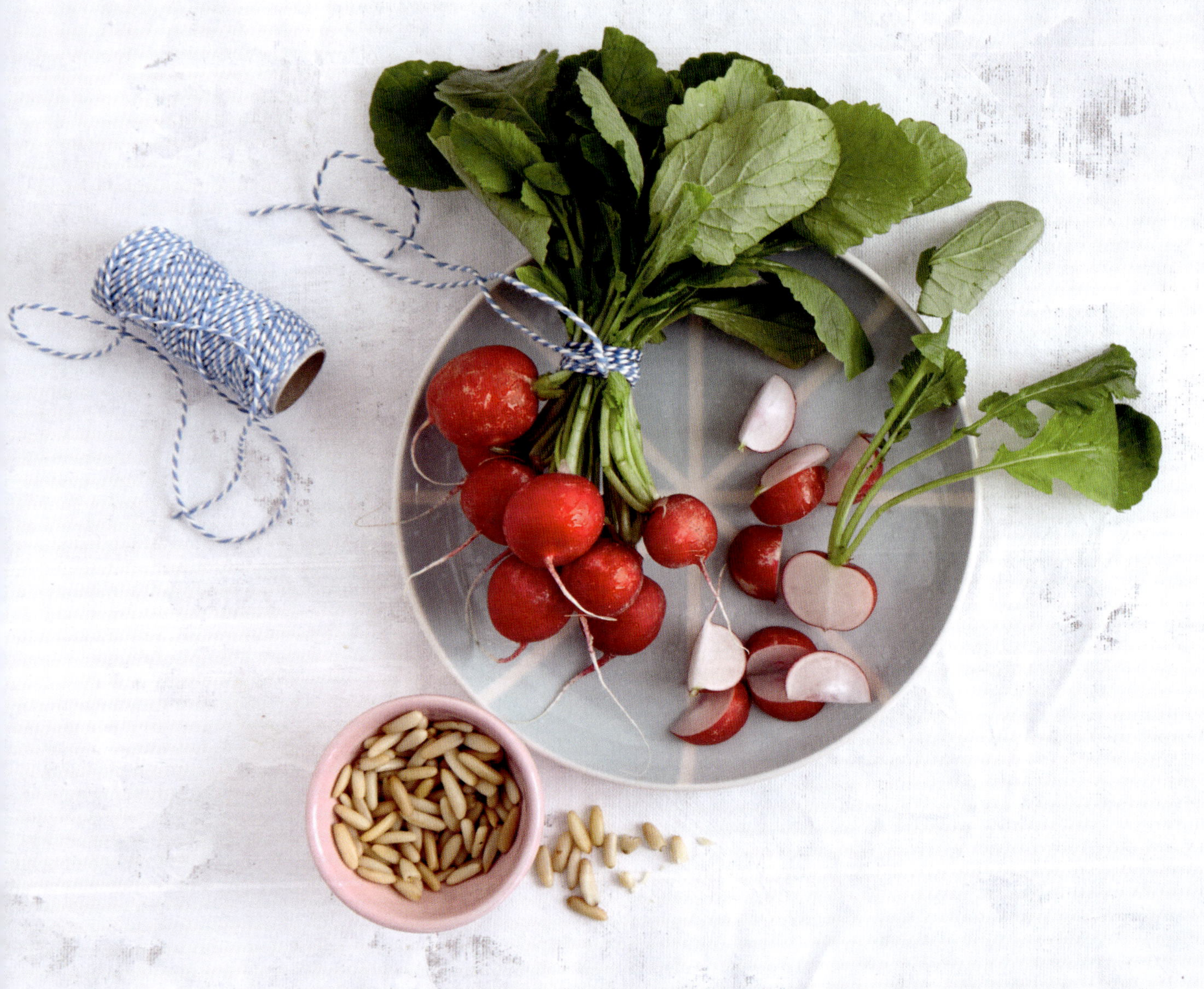

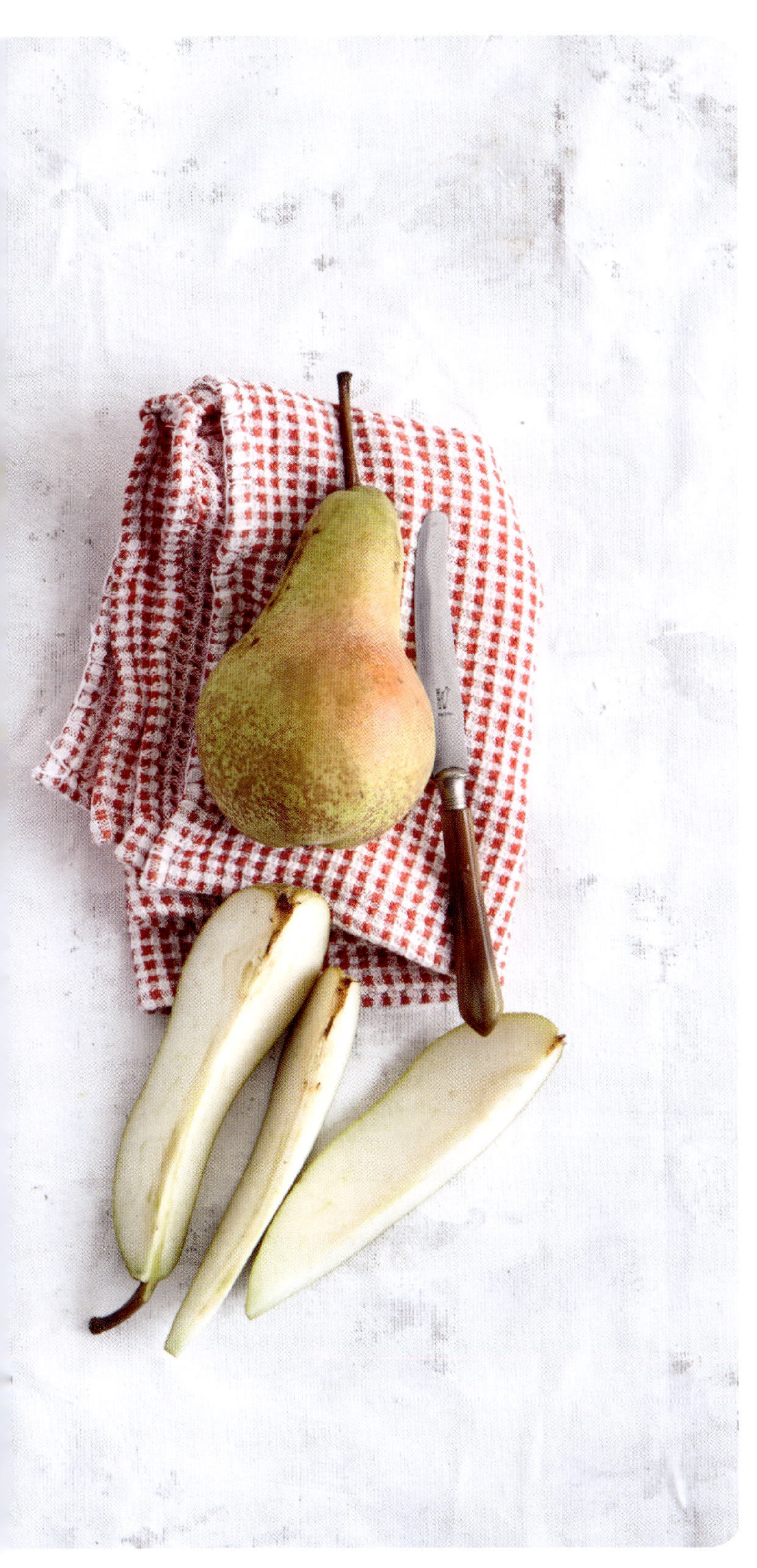

Leben wollen bedeutet kämpfen, wieder Energie gewinnen, Lebensmut zeigen. In diesem Kapitel möchte ich dir über meine Strategien berichten, mit denen ich wieder Lebensenergie gewonnen habe. Das war dann auch der Weg, wie ich wieder zu mir selbst fand.

Akzeptiere das Essen als Kraftquelle für Körper und Seele

Leben wollen, als Magersüchtige. Das ist eigentlich nicht möglich. Durch den Essensentzug entzieht man sich auch dem Leben. Und zwar auf zweierlei Weise: persönlich, indem man nicht mehr am gesellschaftlichen Leben teilnimmt, Freunde verliert und sich komplett isoliert; und physisch, indem der Körper durch die geringe Nahrungsaufnahme immer weniger lebensfähig ist, die Organe langsam versagen, die Kraft nachlässt. Das, was uns im wahrsten Sinne des Wortes am Leben hält – die Lebensenergie –, wird immer schwächer. Um aus der Magersucht herauszufinden, muss genau das wieder geschehen: Der Lebensmut muss wiedererwachen, der Wille, neue Energie und Kraft zu tanken.

Wie ich wieder Kraft getankt habe? Das war wirklich ein langer Weg. Ich kann mich noch gut an die Zeit erinnern, in der meine Krankheit mich stark beherrschte. Ich hatte weder Lust, etwas zu unternehmen, noch Lust, etwas zu essen. Ich fühlte mich leer und kraftlos – im Kopf und im Körper. Auch nach meinem Klinikaufenthalt war das noch so. Immer mehr realisierte ich für mich, dass der Kampf gegen die Krankheit noch nicht gewonnen war. Lebensenergie? Die spürte ich nicht. Es war, als ob jemand mein vorheriges Handeln komplett ausgelöscht hätte. Mein Alltag spielte sich wie im Film ab. Gelebt habe ich nicht wirklich. Und das Schlimmste ist, dass ich diesen Zustand während der Krankheit gar nicht wahrgenommen habe. Für mich war ich immer noch die Nadine, die meine Freunde und meine Familie vor Beginn der Krankheit erlebt hatten. Ich muss zugeben, dass mir dies erst beim Schreiben dieses Kapitels bewusst geworden ist. Doch was war der Auslöser, der mir wieder Lebensenergie schenken sollte?

Energie tanken durch neue Erfahrungen

Nun, das alles änderte sich erst, als ich mein Leben wieder selbst in die Hand nahm und anfing, aktiv etwas zu tun. Die wohl wichtigste Entscheidung war mein Auslandsaufenthalt. Trotz der anfänglichen Bedenken meiner Eltern bin ich einige Monate nach meinem Klinikaufenthalt für vier Wochen nach Irland gereist. Das war für mich eine riesige Herausforderung. Ich war in einem

Land, das ich nicht kannte. Alleine auf mich gestellt. Ich hatte einen komplett anderen Alltag und natürlich waren auch die Essgewohnheiten anders. Das alles war für mich eine große Aufgabe, die ich gemeistert habe. Zum ersten Mal habe ich wieder Kraft getankt, durch die vielen Menschen, die ich getroffen habe, und die neuen Erfahrungen, die ich sammelte. Und zwar so viel Kraft, dass ich seitdem immer wieder hierhergekommen bin.

Ich fühle mich Irland bis heute noch stark verbunden. Sogar so stark, dass ich entschieden habe, länger auf der »Grünen Insel« zu leben und zunächst einen Europäischen Freiwilligendienst zu absolvieren. Ein Jahr lebte ich in Dublin und arbeitete mit Senioren. Ziel war es, diesen Menschen in ihrem eigenen Zuhause Geborgenheit zu schenken und für sie da zu sein. Plötzlich merkte ich, dass sich alles änderte. Ich war nicht mehr diejenige, die Hilfe von anderen Menschen annahm. Ich selbst war es, die Senioren Hilfe und Unterstützung schenken konnte. Meine Seele atmete auf und ich konnte psychisch Kraft tanken.

Und was ist mit dem körperlichen Wohlbefinden? Was ist mit der Leere und Kraftlosigkeit, die während der Krankheit von mir Besitz ergriffen hat? Auch hier haben mir das Land und die Leute geholfen. Ich begann wieder zu essen, an Kraft zuzunehmen und spürte, wie es ist, nicht aufzugeben.

Sei neugierig!

Schon auf meiner ersten Reise habe ich viele neue Rezepte ausprobiert. Mich hat es neugierig gemacht, die irische Küche kennenzulernen, und ich begann zu kochen. Heute kann ich sagen: Diese persönliche Entscheidung hat mir meine Lebensenergie zurückgegeben und bewirkt, dass ich mich in meinem eigenen Körper wieder wohlfühle. Ich nehme an Kochkursen teil, probiere die verschiedensten Rezepte aus. In Irland habe ich wieder zu mir selbst gefunden – sowohl körperlich als auch seelisch. Ein Land, das mir als Kraftquelle dient und Energie schenkt. Das hat mich selbst überrascht. Zurzeit lebe ich deshalb noch immer auf der Insel – ich möchte meine persönliche Wohlfühlquelle einfach noch nicht verlassen.

Mein Tipp

- Tanke psychische Kraft, gehe hinaus ins Leben. Trau dich, etwas Neues zu tun. Nimm an Veranstaltungen teil, triff dich mit Freunden und reise. Nur so kannst du dich aus der Isolation befreien – und deine Seele tankt Energie!
- Und tanke körperliche Kraft. Konkret bedeutet das natürlich: Iss, worauf du Appetit hast, und vor allem: Genieße es! Fange an, dir etwas Gutes zu tun und deinem Körper zu vertrauen.

Apropos sich selbst etwas Gutes tun: Wie wäre es zum Beispiel mit einem Zimtporridge mit Himbeeren und Nüssen (übrigens ein kulinarisches Highlight aus Irland) oder weiteren leckeren Rezepten für viel Lebensenergie? Auf den nächsten Seiten stelle ich dir vor allem Rezepte vor, die aus der irischen Küche kommen. Denn Irland gab mir meine Lebensenergie zurück – besonders durch gutes Essen.

Radieschen-Birnen-Salat

Dieser Salat ist ein richtiger Energiekick! Die Schärfe der Radieschen harmoniert wunderbar mit der süßlichen Note der Birnen. Zusammen mit den Pinienkernen ein tolles Gericht, das sich auch super als Vorspeise eignet. Inspiriert wurde ich zu diesem Rezept von meinen irischen Gasteltern, die eines Abends über die Harmonie von Schärfe und Süße in Gerichten diskutiert haben. Wer dieses Duell am Ende gewonnen hat? Richtig, genau dieses Gericht.

Ergibt 1 Teller • 15 Min.

1 Birne • 1 Handvoll Radieschen • 1 Handvoll Pinienkerne • ein wenig Öl
Für das Dressing: 2 Esslöffel Öl • 1 Esslöffel Essig • etwas Wasser • Salz und Pfeffer

- Die Birne waschen, halbieren, entkernen und in Scheiben schneiden, die Radieschen klein hacken.
- Alle Pinienkerne in einer Pfanne ohne Öl leicht anrösten.
- Das Dressing aus den Zutaten zusammenrühren und abschmecken.
- Radieschen und Birnen zusammen mit den Pinienkernen in einer großen Schüssel vermengen, dann das Dressing darübergeben.

Für Experimentierfreudige Der Salat eignet sich super als Starter vor dem Hauptgang!

Gnocchi-Salat

Gnocchi werden in der irischen Küche immer beliebter. Da die Iren bekannterweise ein Volk sind, das Kartoffeln liebt, sind Gnocchi eine willkommene Abwechslung zur sonst üblichen Art, die Knolle zuzubereiten.

Ergibt 1 Teller • 20 Min.

1 Packung Gnocchi (aus dem Kühlregal) • 1 Handvoll Pinienkerne • 1 Glas (in Öl eingelegte) getrocknete Tomaten • ein wenig Rucola • 1 Zwiebel • ein wenig Öl • ein wenig Balsamico • 1 Prise Salz

- Die Gnocchi nach Packungsanleitung zubereiten und abkühlen lassen.
- Die Pinienkerne ohne Öl in der Pfanne goldbraun rösten.
- Die Tomaten abtropfen lassen und in kleine Würfel schneiden. Den Rucola waschen, verlesen und grob schneiden. Die Zwiebel fein würfeln.
- Alles in eine Schüssel geben und mit dem Öl, dem Balsamico und Salz vermischen. Abschmecken.

Mein Tipp Wenn du den Salat schon vorbereiten, ihn aber erst später essen möchtest, lege den Rucola ganz zum Schluss, nach der Zugabe von Öl und Essig, obenauf und mische erst kurz vor dem Verzehr durch. So kannst du das Gericht auch super mitnehmen.

Für Experimentierfreudige Ein wenig gehobelter Parmesankäse verfeinert den herzhaften Geschmack der Tomaten und des Rucola.

» Gnocchi-Salat

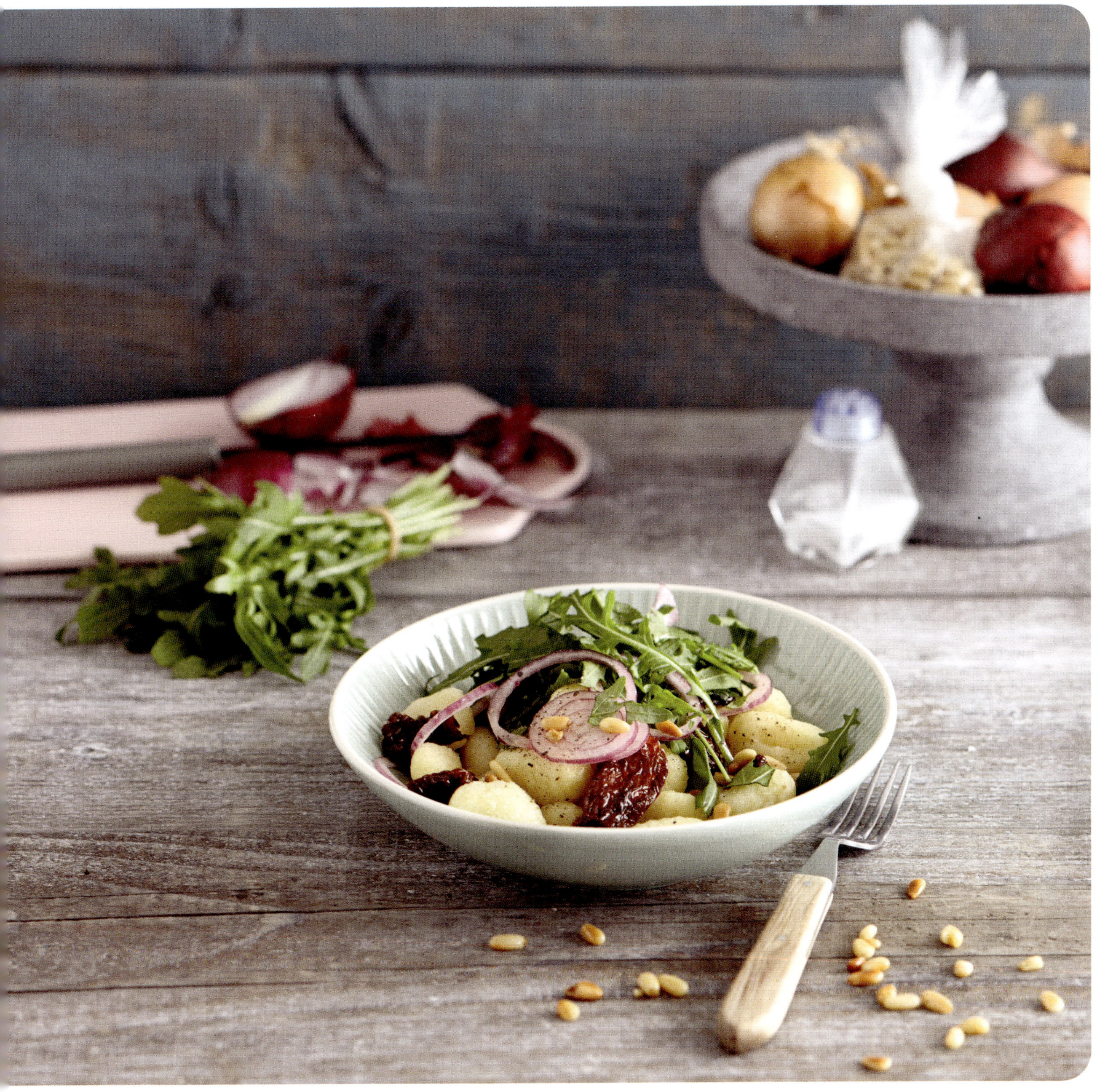

Rote-Bete-Hummus

Was ist besser als eine Sorte Hummus? Richtig, gleich drei Variationen davon! Damit sind sie super als Party-Food geeignet. Hummus sättigt und lässt sich wunderbar mit Tortilla-Chips, Gemüsesticks, Grissini oder Ähnlichem dippen. Hier nun eine Variante mit Rote Bete, die dem Hummus eine leuchtend rote Farbe verleiht.

Ergibt 1 Schälchen • 15 Min.

3 Handvoll Kichererbsen (aus der Dose) • 1 Knoblauchzehe • Saft von 2 Zitronen • ein wenig Öl • ein wenig Tahini-Paste (geröstete und gemahlene Sesamsamen, aus dem Bioladen) • 1 Tasse Rote-Bete-Saft

- Die Kichererbsen in ein Sieb geben und abtropfen lassen.
- Knoblauch schälen, mit dem Zitronensaft und Olivenöl zu den Kichererbsen geben und alles pürieren.
- Nun die Tahini-Paste beimengen, um den charakteristisch nussigen Geschmack von Hummus zu erhalten. Den Rote-Bete-Saft unterheben. Fertig.

Zu schwer? Für eine schnelle Verarbeitung kannst du den Hummus auch ohne Tahini-Paste herstellen.

Möhren-Hummus

Die Süße der Möhren und das nussige Aroma der Tahini-Paste machen diesen Hummus zu etwas ganz Besonderem.

Ergibt 1 Schälchen • 15 Min.

3 Handvoll Kichererbsen (aus der Dose) • 1 Knoblauchzehe • Saft von 2 Zitronen • ein wenig Öl • ein wenig Tahini-Paste (aus dem Bioladen) • 1 Möhre

- Die Kichererbsen in ein Sieb geben und abtropfen lassen.
- Zu den Kichererbsen nun die geschälte Knoblauchzehe, den Zitronensaft und Olivenöl hinzufügen und alles pürieren. Nun die Tahini-Paste beimengen, um den charakteristisch nussigen Geschmack von Hummus zu erhalten.
- Die Möhre waschen, schälen und in einem Mixer kleinhacken. Mit dem Hummus vermischen.

Kräuter-Hummus

Und hier nun die frische dritte Hummus-Variante mit Kräutern. Prima zum Beispiel zu dunklem Vollkornbrot.

Ergibt 1 Schälchen • 15 Min.

3 Handvoll Kichererbsen (aus der Dose) • 1 Knoblauchzehe • Saft von 2 Zitronen • ein wenig Öl • ein wenig Tahini-Paste (aus dem Bioladen) • frische Kräuter (nach Belieben)

- Die Kichererbsen in ein Sieb geben und abtropfen lassen.
- Zu den Kichererbsen nun den geschälten Knoblauch, Zitronensaft und Olivenöl geben und pürieren. Nun die Tahini-Paste beimengen, um den charakteristisch nussigen Geschmack von Hummus zu erhalten.
- Die Kräuter waschen und klein hacken, dann unterheben.

Auberginenröllchen

Auberginen sind reich an wertvollen Nährstoffen. Sie können vielseitig verarbeitet werden – egal ob gebacken oder gekocht. Hier verbindet sich der herbe Geschmack der Auberginen mit der Würze des Goudakäses.

Ergibt 1 Teller • 30 Min.

1 große Aubergine • 1 große Zucchini • 1 Fleischtomate • 1 Zwiebel • 1 kleine Packung Goudakäse • ein wenig Öl • je 1 Prise Salz, Pfeffer und Curry

- Backofen auf 180 °C Ober- und Unterhitze vorheizen.
- Die Aubergine waschen und in dünne Scheiben schneiden. Von beiden Seiten salzen und ziehen lassen. Die Zucchini waschen, schälen und in kleine Würfel schneiden.
- Die Tomate waschen und würfeln. Die Zwiebel schälen und ebenfalls würfeln. Den Goudakäse in Stücke schneiden.
- Die Auberginenscheiben trocken tupfen und in einer Pfanne mit ein wenig Öl anbraten. Auf Küchenpapier abtropfen lassen. Auberginenscheiben mit Tomaten, Zucchiniwürfeln und ein wenig Goudakäse belegen und dann zusammenrollen.
- Zwiebelwürfel im übrigen Bratfett dünsten, restliche Tomatenwürfel dazugeben und mit Salz, Pfeffer und ein wenig Curry abschmecken.
- Die Mischung in eine Auflaufform geben, die Auberginenröllchen darauflegen und alles im Backofen noch einmal ca. 10 Minuten garen.

Für Experimentierfreudige Auch mit Fetakäse lässt sich dieses Gericht super zubereiten!

Gebackene Fleischtomaten mit Gemüse-Feta-Füllung

Dieses Gericht ist schnell zubereitet und steckt zudem voller Vitamine und wichtiger Nährstoffe. Ich serviere die gebackenen Fleischtomaten immer gerne mit Reis und es war für mich immer ein super Mittagessen, bevor ich zur Uni ging.

Ergibt 1 Teller • 30 Min.

2 große Fleischtomaten • 1 Möhre • 1 Handvoll Champignons • ein wenig Öl • 1 Zwiebel • je 1 Prise Salz und Pfeffer • 2 Handvoll geriebener Feta

- Den Backofen auf 200 °C vorheizen.
- Die Tomaten waschen, von jeder Frucht einen Deckel abschneiden. Die Kerne und das Fruchtfleisch herausschaben, grob hacken und beiseitestellen.
- Die Möhre und die Pilze waschen, in kleine Würfel schneiden und ebenfalls zur Seite stellen.
- Die Tomaten in eine mit Öl gefettete Auflaufform setzen.
- Zwiebel schälen, fein hacken und kurz in Öl anbraten. Gehacktes Tomatenfruchtfleisch und zusätzliches Gemüse unterrühren, alles salzen und pfeffern. Den Feta fein würfeln und hinzufügen.
- Die Mischung in die Tomaten füllen und erneut würzen. Auf mittlerer Schiene ca. 20 Minuten backen. Fertig!

Für Experimentierfreudige Frisch zubereitete Nudeln machen dieses Gericht zu einem Hauptgang.

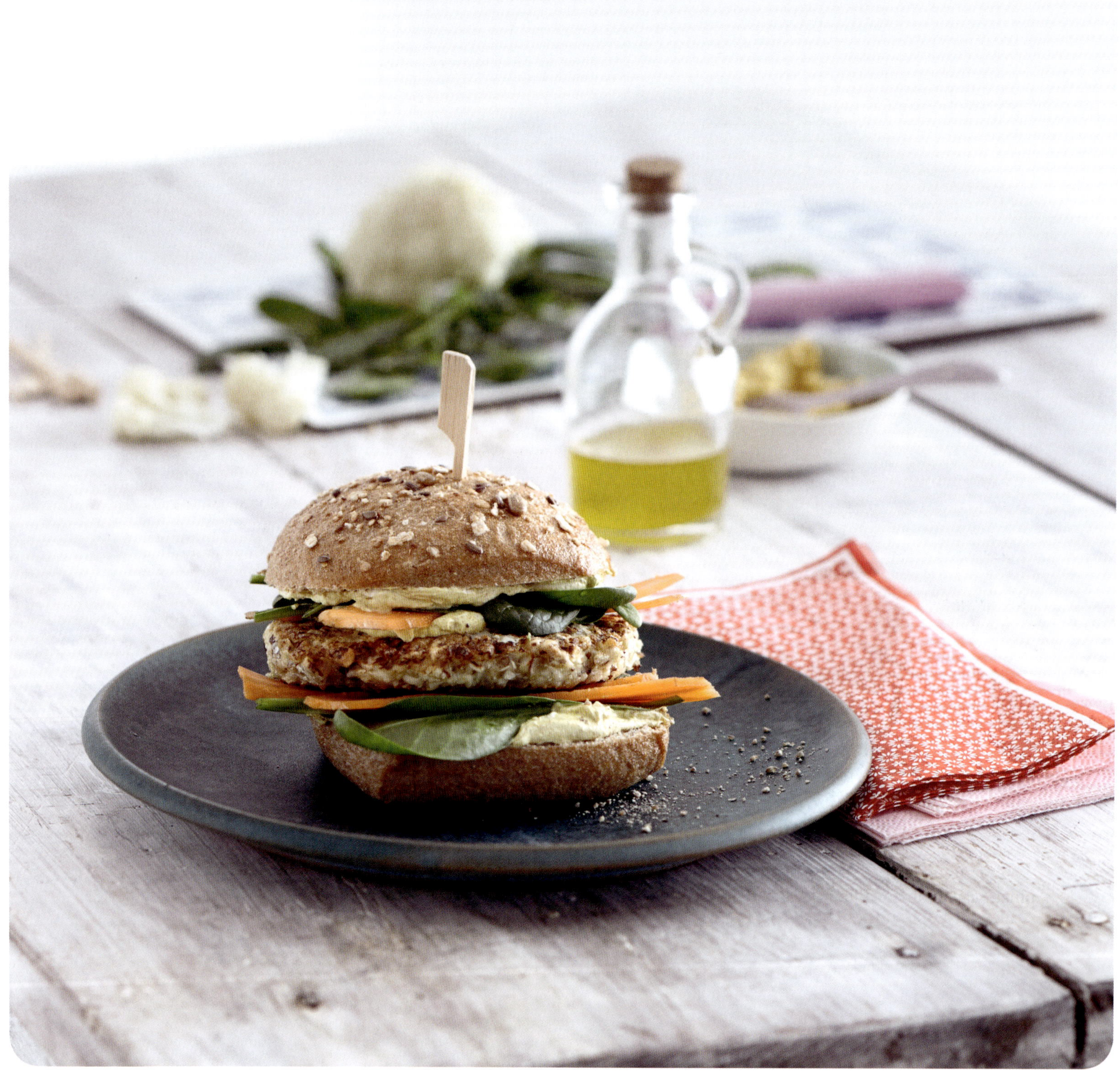

Blumenkohl-Möhren-Burger

Vegetarische Burger gehen gar nicht? Und wie die gehen! Dieses Rezept ist mir während eines Spaziergangs im schönen Süden Irlands in den Sinn gekommen. Der eigentliche Patty aus Fleisch wird hier aus Blumenkohl geformt. Mit der selbstgemachten Currysauce auch zu jedem Barbecue ein Hit auf dem Grill!

Ergibt 1 Teller • 45 Min.

Für die Sauce: 1 TL Curry • ein wenig Crème fraîche
Für den Salat: 1 Möhre • 1 Zitrone • 1 Handvoll Spinatblätter • ein wenig Öl • je 1 Prise Salz und Pfeffer
Für den Burger: 2 Handvoll Blumenkohlröschen • 1 Ei • 1 Handvoll gehackte Haselnüsse • ein wenig Mehl • 1 Schuss Öl • 1 Vollkornbrötchen

- Curry und Crème fraîche verrühren.
- Möhre in feine Streifen schneiden. Zitrone auspressen. Spinat und Möhre mit ein wenig Zitronensaft, Öl, Salz und Pfeffer abschmecken.
- Für den Burger Blumenkohl in Röschen teilen, im Mixer hacken und in eine Schüssel geben. Ei, Haselnüsse und Mehl dazugeben und verkneten. Mit Salz, Pfeffer und dem restlichen Zitronensaft abschmecken. Aus der Masse einen Burger formen und in einer Pfanne im Öl beidseitig je ca. 6 Minuten braten.
- Das Brötchen quer halbieren und toasten. Mit Möhren-Spinat-Salat, Blumenkohlburger und Currysauce füllen.

Für Experimentierfreudige Verschiedene Brötchenarten können dem Burger eine neue Geschmacksrichtung geben.

« Blumenkohl-Möhren-Burger

Gemüse-Pfannkuchen

Da ich, seit ich denken kann, ein Fan von Omas Pfannkuchen mit Möhrengemüse (S. 131) bin, habe ich hier in Irland dieses Gericht kreiert – eine besonders leichte und frische Pancake-Variante.

Ergibt 1 Teller • 45 Min.

½ Tasse Mehl • 1 Tasse Milch • 1 Prise Salz • 1 Ei • 2 Möhren • 1 rote Paprikaschote • ein wenig Öl • ein wenig Joghurtfrischkäse • ein wenig Gartenkresse

- Mehl, drei Viertel der Milch, Salz und Ei zu einem Pfannkuchenteig verquirlen.
- Möhren schälen, Paprika putzen. Möhren in dünne Stifte und Paprika in Streifen schneiden.
- Das Öl in einem Topf erhitzen, das Gemüse darin anbraten, leicht salzen.
- Frischkäse und restliche Milch zu dem Gemüse geben und alles 3 bis 4 Minuten offen köcheln lassen.
- Eine beschichtete Pfanne erhitzen. Öl darin verstreichen, den Pfannkuchenteig dazugeben und den Pfannkuchen bei mittlerer Hitze von beiden Seiten goldbraun backen.
- Kresse vom Beet schneiden. Den Pfannkuchen mit dem Gemüse füllen und mit Kresse bestreut servieren.

Für Experimentierfreudige Persönlich mache ich mir zu diesem Gericht immer noch ein paar frische Rühreier. Das schmeckt mir besonders gut!

Brombeermuffins

Zu meiner Überraschung stellte ich fest, dass Brombeeren hier im Süden Irlands entlang der Atlantikküste wachsen. Kilometerlange Sträucher mit prallen saftigen Beeren inspirierten mich während einer Wanderung zu diesem Rezept für Muffins.

Ergibt 12 Muffins
45 Min.

- ½ Tafel dunkle Schokolade (mind. 70 % Kakaoanteil)
- ein wenig Butter
- 2 Eier
- ein wenig Honig
- das Mark einer Vanilleschote
- 2 Handvoll Dinkelmehl
- ein wenig Backpulver
- ein wenig unbehandeltes Kakaopulver
- 1 Prise Salz
- 1 Tasse Buttermilch
- 1 Handvoll Brombeeren

- Den Backofen auf 180 °C Ober-/Unterhitze vorheizen. Eine 12er-Muffinbackform auf einem Blech bereitstellen.

- Die dunkle Schokolade in Stücke brechen, mit der Butter im Wasserbad bei kleiner Hitze schmelzen, beiseitestellen und abkühlen lassen.

- Eier, Honig und Vanillemark mehrere Minuten mit einem Mixer schaumig schlagen.

- Mehl, Backpulver, Kakaopulver und Salz vermischen und sieben. Abwechselnd und portionsweise die Mehlmischung und die Buttermilch zu der Eiermasse geben, bis ein glatter Rührteig entstanden ist. Dann die Butter-Schokoladen-Mischung unterheben.

- Den Teig in den Muffinmulden verteilen. Die Muffins auf der mittleren Backofenschiene 5 Minuten vorbacken. Dann das Blech aus dem Ofen nehmen und die Brombeeren auf den Muffins verteilen. So sinken die Brombeeren beim Backen nicht auf den Boden.

- Die Muffins 16 bis 18 Minuten zu Ende backen.

- Die fertigen Muffins auf einem Kuchengitter auskühlen lassen und nach Belieben mit frischen Brombeeren, Schokoladenstückchen oder Minze dekorieren.

Für Experimentierfreudige Variiere mit den Obstsorten, auch Erdbeeren oder Bananen machen diese Muffins zu einem Hit!

Bananen-Mandarinen-Chia-Samen-Pudding

Hier in Irland muss es für mich morgens »frühstücks-technisch«, bevor ich zur Uni aufbreche, immer relativ unkompliziert gehen. Dieses Frühstück lässt sich am Vorabend vorbereiten und muss dann morgens nur noch aus dem Kühlschrank genommen werden.

Ergibt 1 Schälchen • ⏲ 10 Min. + 8 Std. Ziehzeit

1 Banane • 1 Becher Mandelmilch • 3 Mandarinen • das Mark einer Vanilleschote • 1 Handvoll Chia-Samen • ein wenig Honig (optional)

- Die Banane und die Mandelmilch zusammen mit den Mandarinen und dem Vanillemark in einen Mixer geben und zu einem Brei zerkleinern.
- Die Chia-Samen dazugeben und vorsichtig unterheben.
- Alles in ein Glas geben und über Nacht ziehen lassen.
- Für etwas zusätzliche Süße am nächsten Morgen noch ein wenig Honig dazugeben und den Pudding genießen.

Zu schwer? Anstelle der Bananen lassen sich auch andere Obstsorten mit diesem Gericht kombinieren.

Apfel-Lasagne

Im Winter kann es hier in Irland ganz schön ungemütlich und kalt werden. Ein kräftiger Sturm fegte über die Insel und inspirierte mich zu dieser Lasagne, deren Apfelduft sofort von innen erwärmt.

Ergibt 2 Teller • ⏲ 45 Min.

3 Äpfel (z. B. Boskop) • ein wenig Honig • 1 Ei • 1 Handvoll Pistazien • 1 Handvoll Walnüsse • 1 Handvoll Rosinen • 1 Bio-Zitrone • 2 Eiweiß • 2 Packungen Quark • ein wenig Crème fraîche • Butter für die Form • ein wenig Puderzucker

- Die Äpfel schälen, vierteln, entkernen und feinblättrig schneiden.
- Den Honig in eine Schüssel geben und mit dem Ei cremig rühren.
- Die Pistazien und Walnüsse klein hacken und mit den Rosinen hinzufügen. Die Zitronenschale reiben, den Saft auspressen. Beides zur Teigmasse geben.
- Das Eiweiß steif schlagen. Quark und Crème fraîche in einer Schüssel gut verrühren. Den Eischnee und die Nuss-mischung vorsichtig unter die Quarkmasse heben.
- Eine Gratinform mit Butter ausstreichen, die Quark-masse und die Äpfel abwechselnd übereinanderschichten. Die Apfel-Lasagne im vorgeheizten Backofen bei 180 °C ca. 15 bis 20 Minuten gar dünsten.
- Die Lasagne aus dem Ofen nehmen, mit Puderzucker bestreuen und auf 2 Teller verteilen.

Für Experimentierfreudige Mit einer Kugel Vanille- oder Zimteis schmeckt diese Lasagne besonders gut.

Zimtporridge mit Himbeeren und Nüssen

Dieses einfache, aber schnelle Rezept ist ein Kraftfrühstück und enthält alles, was du benötigst, um fit und gesund in den Tag zu starten – so machen es die Iren schon seit Hunderten von Jahren. Frische Himbeeren sind super lecker und super gesund. Ihr hoher Gehalt an Ballaststoffen regt die Verdauung an. Sie stärken zudem die Nerven und sind reich an Vitamin C.

Ergibt 1 Müslischale
15 Min.

- 2 bis 3 Handvoll Haferflocken
- 3 bis 4 große Schuss Milch
- ein wenig Zimt
- 1 Handvoll Himbeeren
- 4 Schuss Ahornsirup (oder Honig)
- 1 Handvoll Walnüsse (oder andere Nüsse)

- Die Haferflocken mit Milch und Zimt in einem Topf aufsetzen und alles bei milder Hitze ca. 5 Minuten unter gelegentlichem Rühren köcheln lassen.

- Die Himbeeren mit ein wenig Zimt und Ahornsirup (oder Honig) in einen weiteren Topf geben und ein paar Minuten köcheln lassen.

- Das frische Himbeermus durch ein feines Sieb passieren und danach sofort kalt stellen.

- Himbeermus und Walnüsse über die gekochten Haferflocken geben und genießen. Den Porridge nach Belieben mit ein wenig zusätzlichem Zimt abschmecken.

- Je nach Jahreszeit bzw. Geschmack lassen sich statt Himbeeren für das Mus auch Bananen, Heidelbeeren, Äpfel etc. verwenden.

Für Experimentierfreudige Du kannst mit den Nüssen experimentieren oder auch Kakaopulver in die Mischung geben – das gibt noch mehr Power und Geschmack. Wenn du den Porridge schon am Vorabend zubereitest und über Nacht kalt stellst, ist der Geschmack noch intensiver.

Mein Tipp Nimm dir Zeit zum Essen, setz dich an einen Platz, der dir gefällt, und versuche, bewusst zu genießen.

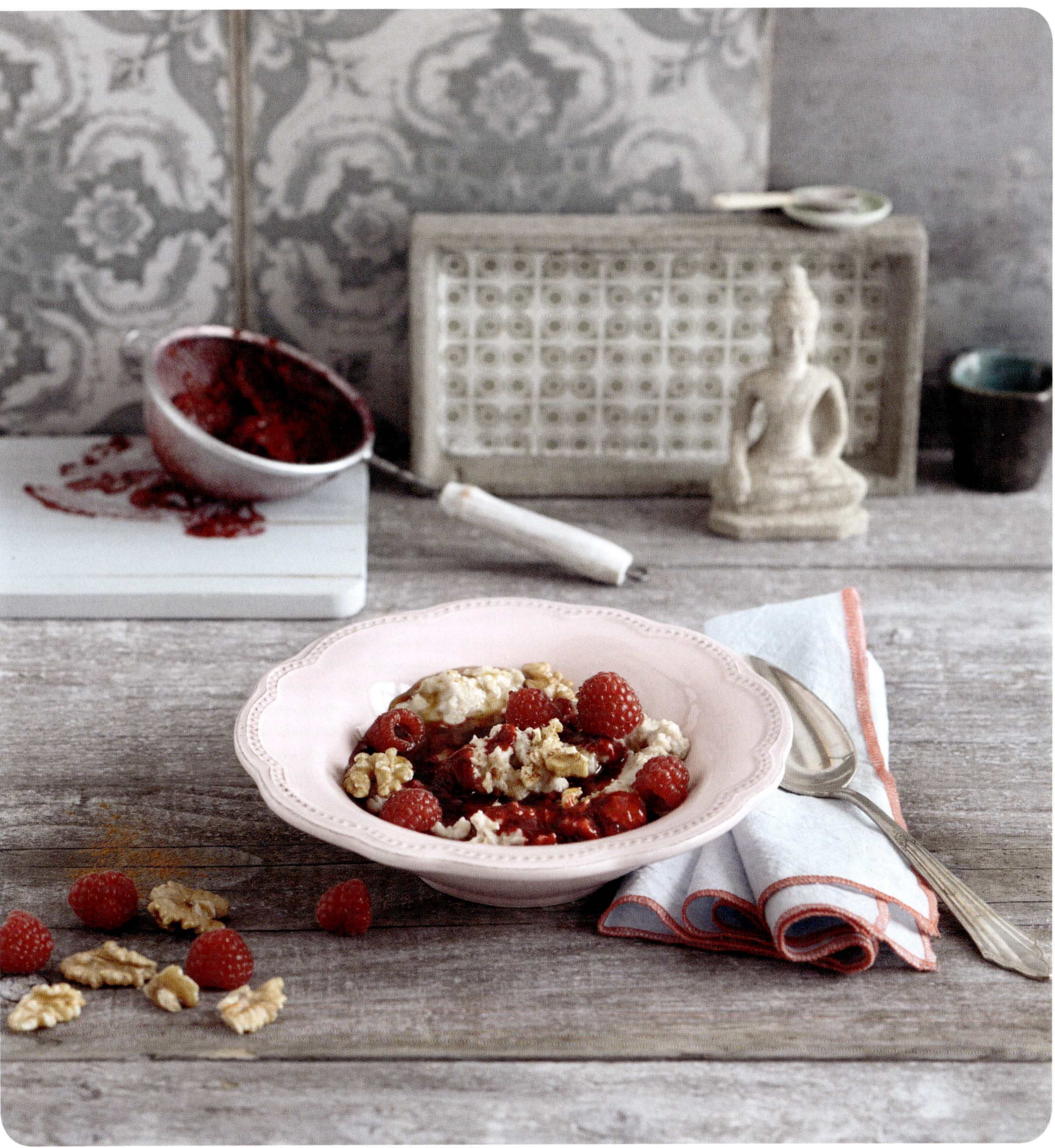

MACHE LUFTSPRÜNGE!

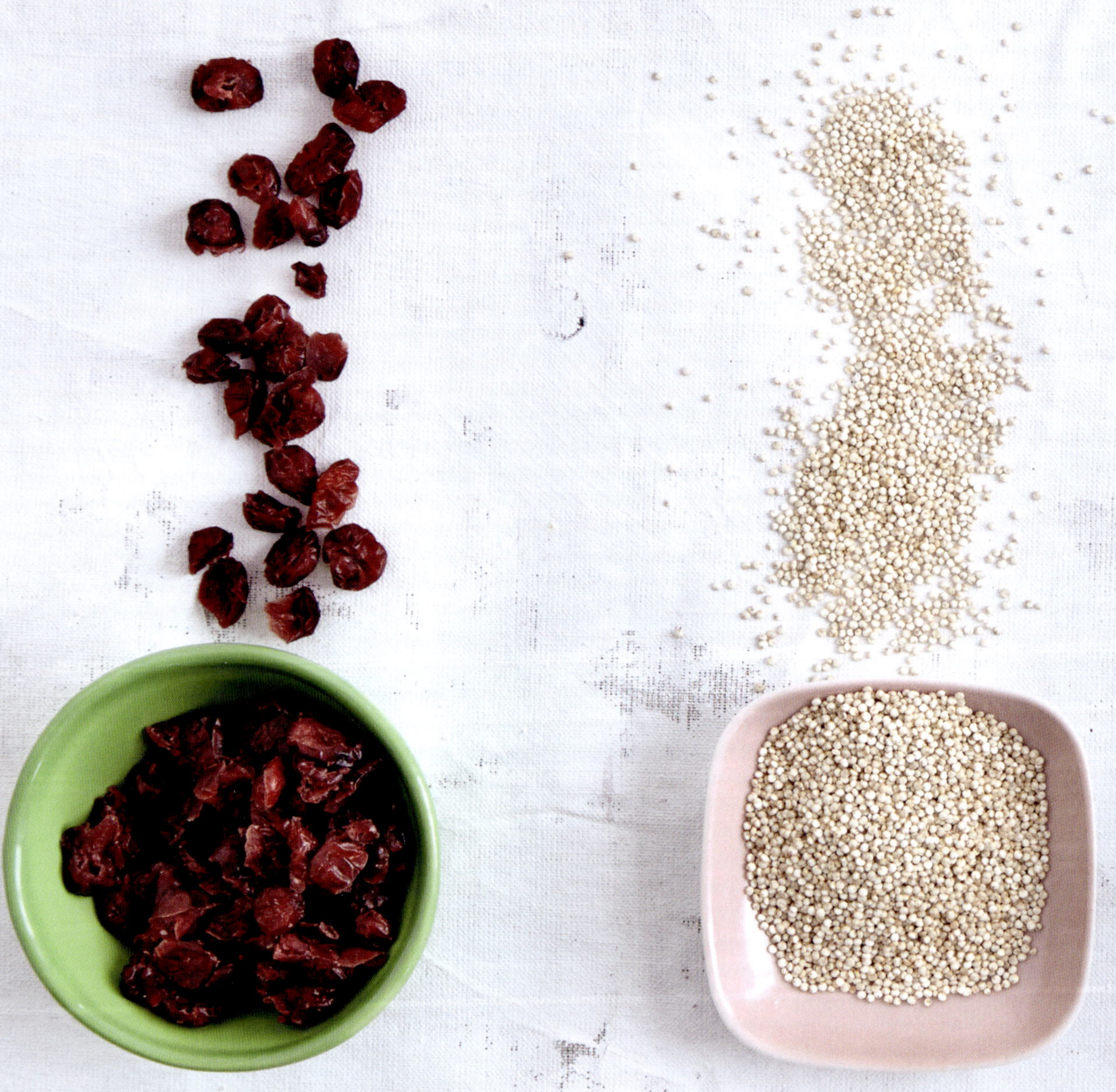

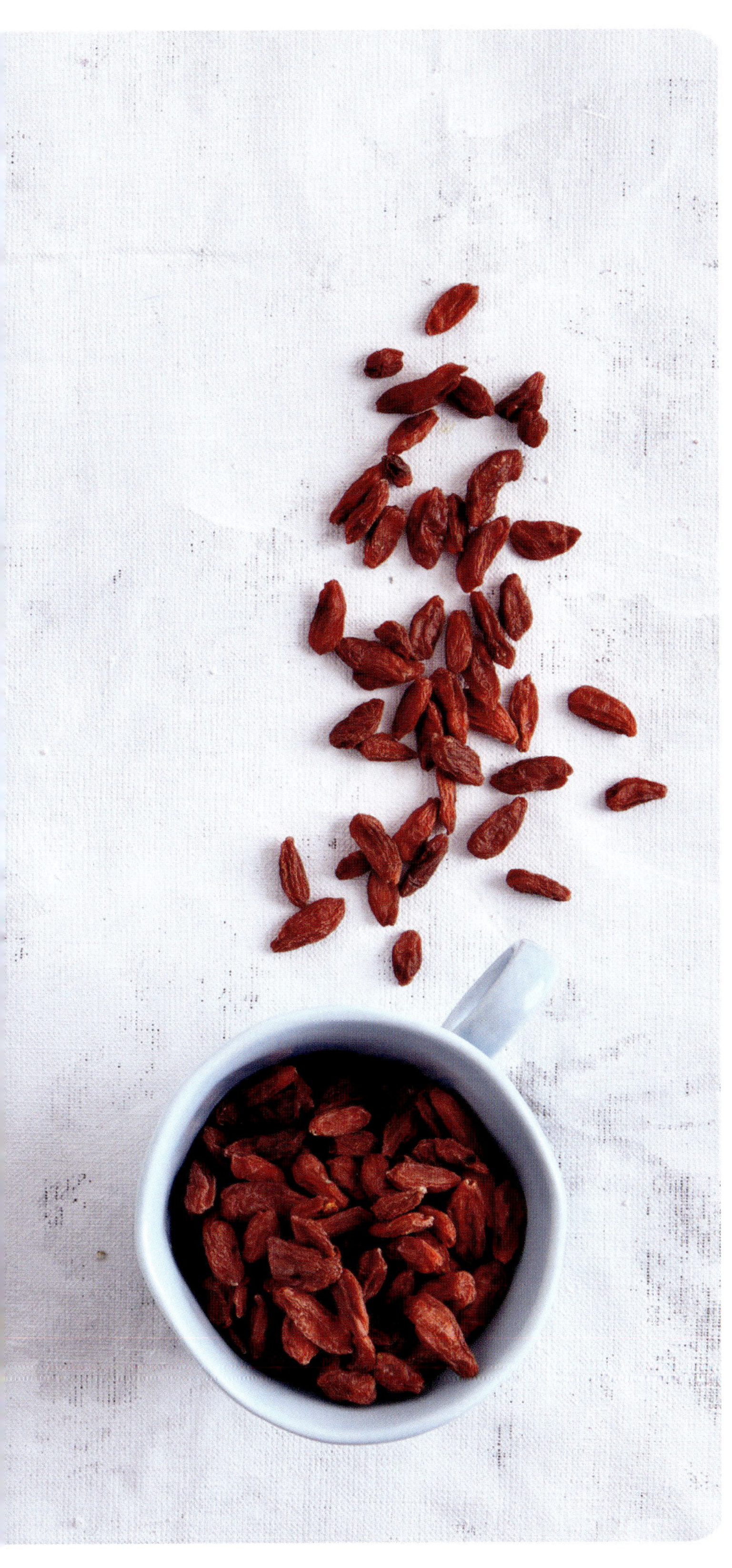

Einfach mal abheben, Erfolge feiern, etwas Verrücktes machen. Das ist mit der Magersucht unmöglich. Aber du kannst es lernen, dich wieder richtig zu freuen und dir etwas Schönes zu gönnen!

Feiere kleine und große Erfolge auf dem Weg deiner Genesung

Während der Magersucht bewegt man sich streng in seinem eigenen kleinen Häuschen. Etwas Neues ausprobieren und etwas wagen? Das kommt überhaupt nicht infrage. Während der Krankheit habe ich mich im Grunde den ganzen Tag nur mit meinem eigenen »Ich« beschäftigt. Andere waren da egal und so richtig freuen wollte und konnte ich mich auch nicht mehr – weder für mich noch für andere. Über Jahre habe ich mir selbst nichts mehr gegönnt, mir keine Freude gemacht. Das lag wohl auch daran, dass ich es irgendwie verlernt hatte. Und, um ehrlich zu sein, so wirklich etwas, worüber ich mich hätte freuen können, gab es ja eigentlich gar nicht. Auch die Erfolge anderer habe ich, wenn überhaupt, nur kurz wahrgenommen und dann den negativen Gedanken lieber wieder den Vortritt gewährt. Wenn ich jetzt darüber nachdenke, ist das einfach der Wahnsinn, oder?

Lass Freude wieder zu!

Inzwischen habe ich verstanden, dass dieser traurige Prozess ein wichtiger Teil der Krankheit ist. Magersüchtige bestrafen sich mit ihrem Verhalten oft, sie strafen sich und ihren Körper – und zwar mit Absicht. Als Betroffene neigt man zum Perfektionismus, ist unfähig, Freude zuzulassen, und nicht in der Lage, Gefühle verbal auszudrücken. Und dann wird man nur noch wütender auf sich selbst. Dieser Zwang ist aber eine ernstzunehmende Erkrankung, die viele Betroffene ihr ganzes Leben lang begleiten kann.

Auch während meiner Genesung war Freude erst einmal fremd für mich, immer noch lebte ich in meiner eigenen Welt. Doch es gab dann, nach langem Warten und vielen großen Veränderungen, eine Situation, in der ich definitiv vor Freude »Bäume hätte ausreißen können«: Das war, als ich aus der Klinik entlassen wurde. Ich war damals ganz euphorisch und dachte: »Super, endlich ist es vorbei und ich habe es geschafft, die Krankheit hinter mir zu lassen!« Aber dann wurde ich leider schnell enttäuscht. Es ging dann doch nicht so einfach, wie ich es mir vorgestellt hatte. Und ich glaube, so wie mir geht es vielen Magersüchtigen. Zwar hatte ich in der Klinik an Gewicht zugenommen und durch verschiedene Therapiestunden einiges gelernt – theoretisch natürlich.

Es dann jedoch in der Praxis, im Alltag und ohne Hilfe und ständige Überwachung eines jeden Schrittes dann selbst zu schaffen, ist gar nicht so einfach. Stolpern ist dann erst einmal Alltag. Der sichere Halt, den die Klinik bietet, ist plötzlich nicht mehr da und es dauert eine Weile, bis man sich an diese neue Situation gewöhnt hat. Und genau an diesem Punkt haben Magersüchtige dann oft die größte Herausforderung vor sich: sich ganz alleine darum zu kümmern, nicht wieder in die Krankheit zu fallen, das Leben zu genießen, wieder Luftsprünge zu machen.

Sei immer ehrlich mit dir

Ich weiß, dass diese besondere Hürde bei vielen dazu führt, wieder rückfällig zu werden. Speziell in dieser heiklen Phase entscheidet sich dann oft, ob noch eine weitere Therapie nötig ist. Die Klinik zu verlassen bedeutet nicht automatisch, auch wieder gesund zu sein. Das musste auch mir erst einmal bewusst werden. In dieser Phase ist es wichtig zu wissen, dass man quasi gerade »auf der Kippe steht« und es an einem selbst liegt, welche Richtung, gesund oder krank, man nun einschlagen möchte – diese Entscheidung solltest du möglichst ganz am Anfang treffen. Ich habe die Erfahrung gemacht, dass es ganz alleine an einem selbst und dem eigenen Willen liegt, ob man den Weg der Genesung nach dem Klinikaufenthalt weitergeht, und ich kann leider nicht sagen, dass mir die Therapie an sich das Leben gerettet hat. Das war einzig und alleine ich selbst! Betroffene wissen sehr gut, wie schnell man sich mit einer Magersucht etwas vormachen kann. Deshalb sei bitte immer ehrlich mit dir, besonders in dieser wichtigen Phase!

Es hat bei mir ganze zwei Jahre gedauert, bis ich diesen ständigen Kampf mit mir gewonnen habe. Und dabei habe ich für mich persönlich erfahren, dass ich große und kleine Erfolge zwar feiern, aber gleichzeitig auch immer auf dem Boden bleiben sollte. Ich glaube, ein möglicher Schlüssel für einen Weg aus der Magersucht ist, wieder auf sich selbst zu achten und sich selbst wieder richtig einzuschätzen. Aus der Klinik entlassen zu werden bedeutet nicht, dass man nicht weiterkämpfen muss. Ganz im Gegenteil: Es bedeutet, dass der eigentliche Genesungsprozess hier erst beginnt.

Mein Tipp

Feiere kleine und große Erfolge, aber bleibe auf dem Boden. Bleibe realistisch bei allem, was du tust, und überfordere dich nicht gleich zu Beginn – besonders nach dem Klinikaufenthalt. Lasse Freude wieder zu und versuche, bewusster mir dir und deinem sozialen Umfeld umzugehen.

Die nun folgenden Rezepte sollen ihren Teil dazu beitragen, dass du wieder die Kraft hast, viele Luftsprünge zu machen. Einige sogenannte »Superfoods« geben dir eine Extraportion Energie und die nötige Vitalität – egal, ob Nüsse oder Cranberrys. Such dir aus, was du gerne zubereiten möchtest. Ich bin mir sicher, es ist für jeden Geschmack und jede Gelegenheit etwas Passendes dabei. Und vergiss bitte nicht, auch beim Kochen zwischendurch einfach mal einen kleinen Luftsprung zu machen – das setzt Energien frei!

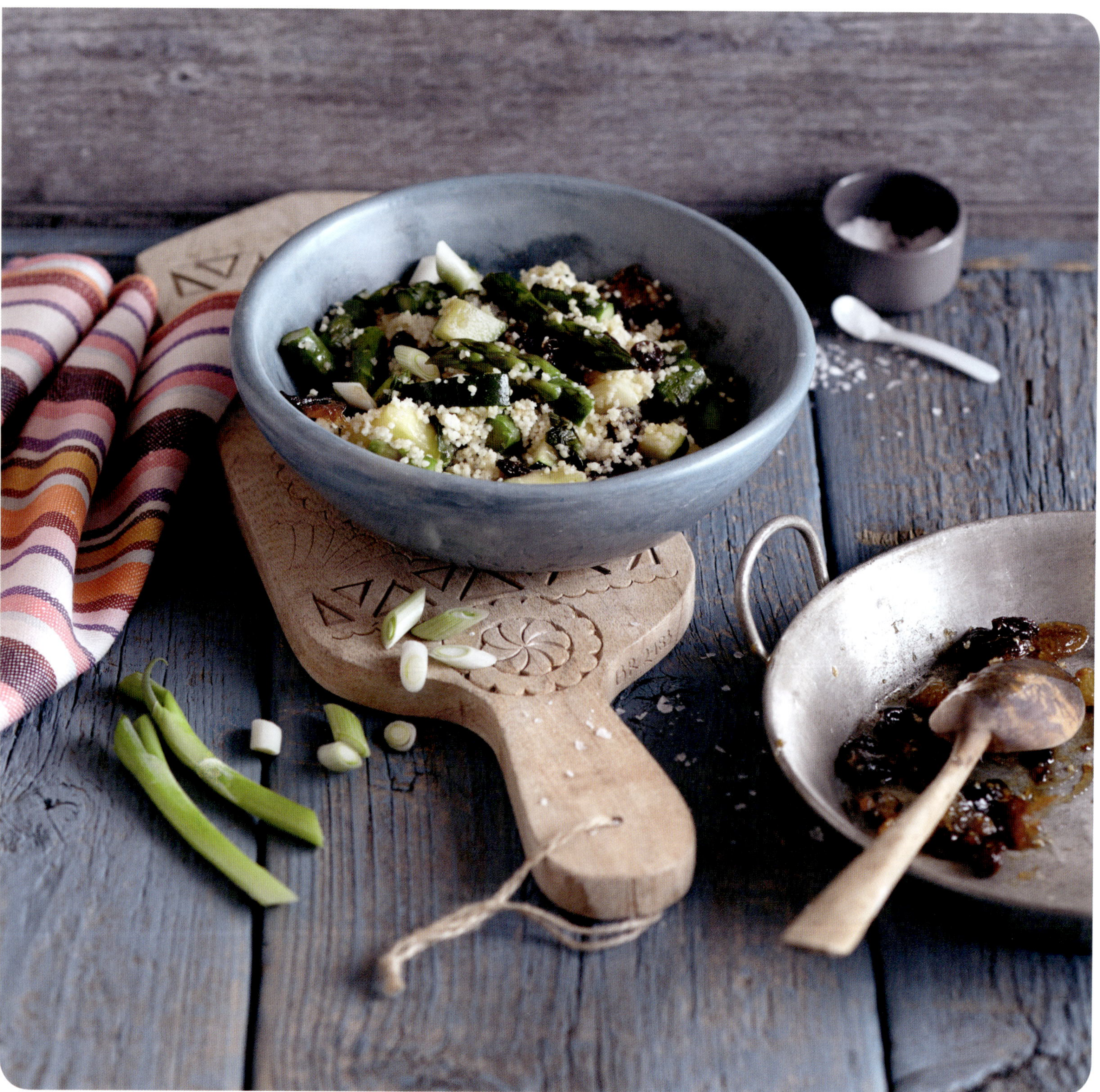

Couscoussalat mit Asparagus und Zucchini in Honig-Orangen-Sauce

Die Süße des Honigs und die exotische Note der Datteln machen dieses Gericht zu einem wahren Erlebnis für deine Geschmacksknospen. Couscous hat einen milden, leicht nussigen Getreidegeschmack und enthält zudem viele gesunde Nähr- und Ballaststoffe, die deinen Körper mit der nötigen Energie versorgen.

Ergibt 1 Teller
30 Min.

- 7 Stangen grüner Spargel (Asparagus)
- 3 Frühlingszwiebeln
- ½ Zucchini
- 3 Handvoll Couscous
- ein wenig Butter
- 1 Handvoll Rosinen
- 1 Handvoll Datteln
- 3 Schuss Honig
- 1 Prise Curry
- je 1 Prise Salz und Pfeffer

- Das untere Drittel der Spargelstangen schälen, den Anschnitt entfernen und den Spargel in kleine Stücke schneiden. Die Frühlingszwiebeln säubern und in feine Ringe schneiden. Die Zucchini putzen und in feine Würfel schneiden.

- Den Couscous in eine Schüssel mit lauwarmem Wasser geben, diese abdecken und alles ca. 5 Minuten ziehen lassen.

- Für die Sauce Butter, Rosinen, Datteln, Honig und Curry zusammen anschwitzen. Alles kurz köcheln lassen.

- Den aufgequollenen Couscous in die Pfanne geben, das Gemüse hinzufügen und alles noch einmal 10 Minuten bei schwacher Hitze köcheln lassen. Mit Salz und Pfeffer abschmecken.

- Alles auf einem angewärmten Teller anrichten und genießen.

Zu schwer? Bereite den Salat entweder ohne Datteln oder ohne Rosinen zu. Eine der beiden Trockenfrüchte solltest du jedoch verwenden, damit der süßlich scharfe Geschmack dieses exotischen Gerichts erhalten bleibt.

Mein Tipp Wandle mein Rezept doch einfach einmal ab, schaue, wie sich der Geschmack verändert, und experimentiere!

Drei-Farben-Quinoa-Salat

Quinoa ist ein absolutes Superfood und noch dazu in drei Farben erhältlich. Es ist vielleicht eine der besten pflanzlichen Eiweißquellen, die wir haben. Was Quinoa so einzigartig macht, ist, dass die kleinen Körnchen alle neun essentiellen Aminosäuren enthalten – was für ein pflanzliches Lebensmittel äußerst ungewöhnlich ist. In diesem Salat steckt also ordentlich Power!

Ergibt 1 Portion • ⏲ 30 Min.

je 1 Handvoll der 3 Quinoa-Sorten • 1 große Fleischtomate • einige Gurkenscheiben • ein wenig Minze • 2 Schuss Olivenöl • Saft von 1 Zitrone • je 1 Prise Salz und Pfeffer • 1 Handvoll Fetakäse

- Quinoa in einem Sieb kalt abbrausen und abtropfen lassen.

- Quinoa in einen Topf mit Salzwasser geben, aufkochen und zugedeckt bei mittlerer Hitze 20 Minuten garen. In einer Schüssel abkühlen lassen.

- Tomaten putzen und würfeln. Gurke waschen, halbieren und die Kerne mit einem Teelöffel herausschaben. Die Gurke würfeln. Minze von den Stielen zupfen und grob hacken.

- Öl und Zitronensaft mischen und mit Salz und Pfeffer abschmecken.

- Quinoa, Tomaten, Gurken, Kräuter und Vinaigrette mischen.

- Feta in kleine Stücke brechen und untermischen. Den Salat bis zum Servieren kühl stellen.

Möhren-Cashew-Suppe mit Koriander

Und was ist wohl das Superfood in diesem Gericht? Richtig, die Cashewkerne! Jeder zählt sie zu den Nüssen, aber tatsächlich gehören sie zu den Steinfrüchten – rein botanisch betrachtet sind Cashewkerne also eine Mogelpackung. Macht nichts, denn davon abgesehen haben die Nüsse, die keine sind, wirklich eine Menge zu bieten – sie erzeugen Glücklichmacher fürs Gehirn – Serotonin!

Ergibt 2 Teller • ⏲ ca. 30 Min.

3 Möhren • 1 Zwiebel • ein wenig Öl • je 1 Prise Salz und Pfeffer • 1 Tasse Gemüsebrühe • 2 Handvoll gehackte Cashewnüsse • 1 Handvoll Zuckerschoten • ein wenig Crème fraîche • ½ Bund Koriander

- Möhren und Zwiebel schälen und klein schneiden.

- Beides in Öl andünsten, salzen und pfeffern. Heiße Brühe angießen. Die gehackten Cashewnüsse dazugeben. Alles zugedeckt ca. 20 Minuten weich garen.

- Inzwischen die Zuckerschoten putzen und längs in feine Streifen schneiden. In kochendem Salzwasser 1 Minute blanchieren, abgießen, kalt abschrecken und abtropfen lassen.

- Die Suppe pürieren, mit Crème fraîche verfeinern und abschmecken. In Teller füllen, Zuckerschotenstreifen und gehackten Koriander darauf verteilen.

Zu schwer? Kalt schmeckt diese Suppe auch sehr gut, als kleiner Snack zwischendurch!

Kokos-Möhren-Suppe

Harte Schale, köstlicher Kern: Die Kokosnuss ist begehrt, obwohl es nicht ganz einfach ist beziehungsweise eines Tricks bedarf, um sie zu knacken. Mit einer beachtlichen Menge an Ballaststoffen ist sie ein toller Energielieferant.

Ergibt 2 Teller • 30 Min.

2 Frühlingszwiebeln • 1 Handvoll braune Champignons • 1 Limette • ein wenig Öl • 1 Möhre • 1 Tasse Gemüsebrühe • 1 Tasse Kokosmilch • je 1 Prise Salz und Pfeffer • etwas Currygewürz • ein wenig Erdnussbutter

- Die Frühlingszwiebeln putzen und fein hacken. Pilze putzen und in Scheiben schneiden. Limette auspressen.
- Die Zwiebelwürfel in Öl dünsten. Champignons dazugeben. Die Möhre reiben und zu den Champignons geben. Kurz mitdünsten, dann alles mit Gemüsebrühe und Kokosmilch ablöschen.
- Die Suppe aufkochen und mit Limettensaft, Salz, Pfeffer, Curry und Erdnussbutter abschmecken.

Für Experimentierfreudige Nüsse als Deko machen diese Suppe etwas »crunchiger«.

Erbsenschaumsuppe

Hülsenfrüchte sind ein besonders schmackhaftes Superfood – dazu zählen auch Erbsen. Sie sind kleine Proteinwunder und damit ideal als Fleischersatz.

Ergibt 2 Teller • 20 Min.

1 Zwiebel • ein wenig Butter • 1 Tasse Gemüsebrühe • 3 Handvoll Erbsen • ein wenig Crème fraîche • 1 Prise Salz

- Die Zwiebel schälen, fein schneiden und in einem Topf mit der Butter hell anschwitzen.
- Mit Brühe auffüllen und alles aufkochen lassen.
- Die Erbsen dazugeben und alles 10 Minuten kochen lassen.
- Die Suppe mit Crème fraîche verfeinern und pürieren. Bei Bedarf mit ein wenig Wasser verdünnen. Zum Schluss mit Salz abschmecken.

Gurken-Tomaten-Röllchen

Die Tomate regt zur Verdauung und Blutbildung an, macht noch dazu munter und optimistisch. Deswegen sind diese Röllchen auch der ideale Snack für zwischendurch!

Ergibt ca. 30 Röllchen • 30 Min.

2 Gurken • 3 große Fleischtomaten • den Saft von 2 Limetten • ein wenig Öl • je 1 Prise Salz und Pfeffer

- Beide Gurken vorsichtig schälen, anschließend mit dem Kartoffelschäler in längliche Stücke zerteilen. Entferne dabei das weiche Innere, da es sich für die Gurkenröllchen nicht eignet.
- Die Tomaten in kleine Stücke schneiden, auf die Gurkenscheiben legen und diese nun fest einrollen.
- Nun noch ein wenig Öl und Limettensaft darübergeben, fertig!

Süßkartoffel-Spinat-Frittata

Wenige Zutaten und trotzdem voller Geschmack. Diese Frittata liefert nicht nur viel Protein, sie punktet besonders durch die Süßkartoffel und den leckeren Spinat! Dieser ist im Übrigen ein heimisches Superfood und steckt voller guter Inhaltsstoffe!

2 Teller
1 Std. 15 Min.

- 1 mittelgroße Süßkartoffel
- ein wenig Öl
- 1 Packung TK-Spinat (450 g)
- je 1 Prise Salz und Pfeffer
- ein wenig Muskatnuss
- 4 große Eier
- je 1 Prise Salz und Pfeffer
- ein wenig Ziegenkäse

- Den Backofen auf 190 °C vorheizen.
- Die Süßkartoffel waschen, putzen und ungeschält mit ein wenig Salz, Pfeffer und Öl einreiben.
- Die Kartoffel in einer ofenfesten Form ca. 50 Minuten im Ofen backen, danach abkühlen lassen.
- Eine beschichtete Pfanne bei mittlerer Temperatur auf dem Herd heiß werden lassen und einen Schuss Öl, den Spinat, je eine Prise Salz, Pfeffer und reichlich frisch geriebene Muskatnuss hineingeben. Den Spinat unter gelegentlichem Rühren garen.
- Inzwischen die Eier in einer Rührschüssel verquirlen und mit Salz und Pfeffer würzen. Die Hälfte des Ziegenkäses zerbröckeln und dazugeben.
- Jetzt muss alles schnell gehen: Die Eiermischung in die Pfanne geben und umrühren. Von der Süßkartoffel große Stücke abtrennen und ebenfalls in die Pfanne geben. Den restlichen Ziegenkäse ebenfalls darübergeben und die Pfanne in den heißen Ofen schieben.
- Nach 13 bis 15 Minuten sollte die Frittata gestockt und goldbraun sein, nach dem Umdrehen kann sie dann serviert werden.

Für Experimentierfreudige Fetakäse aus Schafsmilch schmeckt in dieser Frittata übrigens auch sehr lecker!

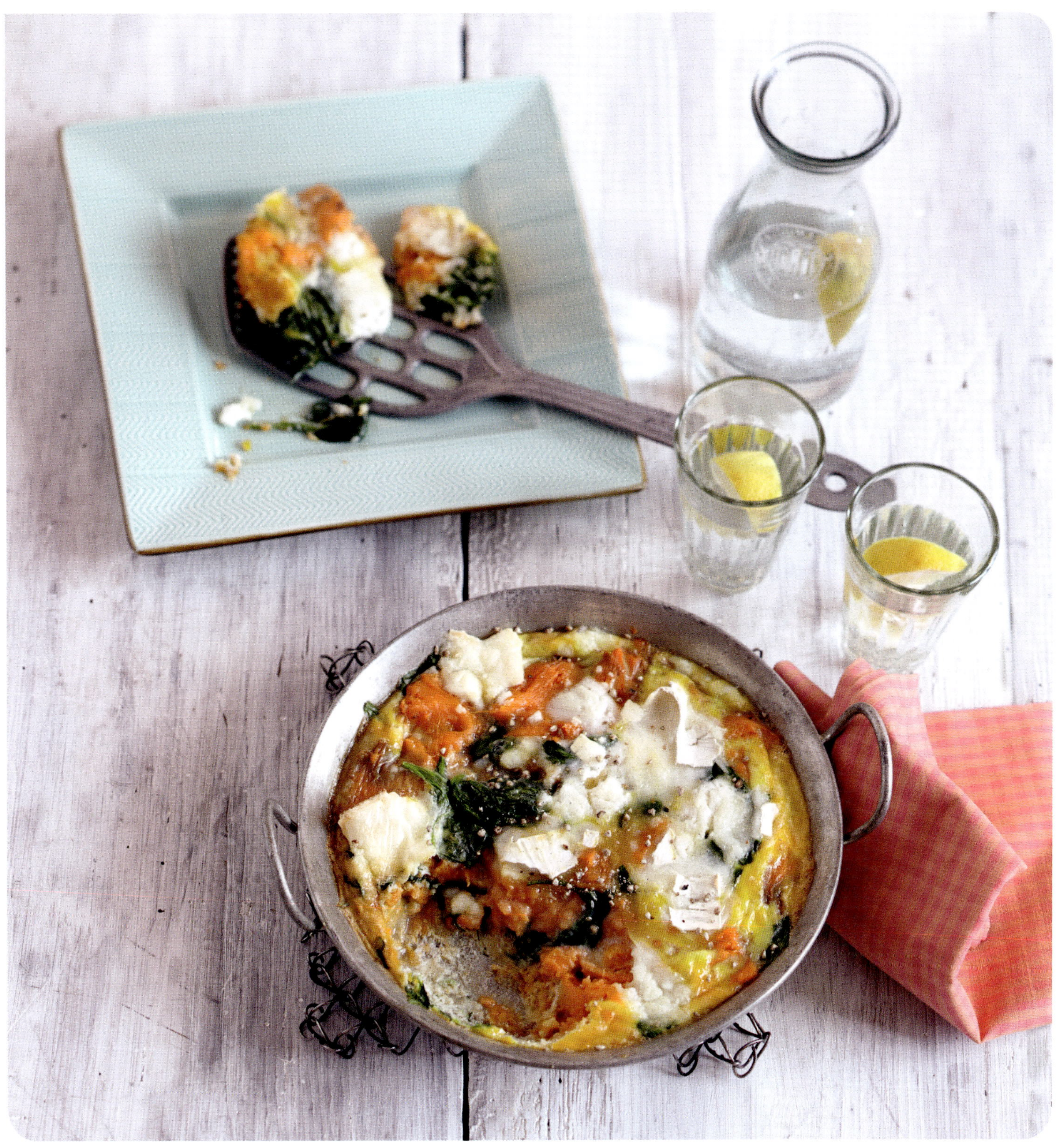

Süßkartoffel-Ecken

Die Süßkartoffel findet in diesem Kapitel einen Ehrenplatz. Sie enthält doppelt so viele Ballaststoffe wie eine normale Kartoffel und liefert durch ihr rötliches Fruchtfleisch genauso viel Betacarotin wie Möhren. Ihr Aroma kommt am besten zur Geltung, wenn man die Knollen mitsamt der essbaren Schale kocht – wie in diesem Rezept.

Ergibt 2 Teller • 20 Min. + 1 Std. Garzeit

3 große Süßkartoffeln • ein wenig Öl • 1 Prise Zimt • Paprika- und Currypulver • ein wenig Rosmarin (frisch oder getrocknet)

- Den Ofen auf 200 °C vorheizen.
- Die Süßkartoffeln waschen und in grobe Stücke schneiden.
- Die Stücke auf einem Backblech ausbreiten, Olivenöl und die Gewürze darüber geben. Gut vermengen, sodass alle Kartoffelecken mit den Zutaten bedeckt sind.
- Rosmarin darüberstreuen und die Süßkartoffeln im Backofen ca. 1 Stunde garen, bis sie schön braun sind.

Dinkel mit Pilz-Zucchini-Gemüse

Die alte, ungekreuzte Weizensorte ist ein wertvoller Vitaminspender und enthält viele wichtige Aminosäuren und Mineralstoffe wie Magnesium. Dinkel kann auch als ganzes Korn gekocht werden – so wie in diesem Gericht.

Ergibt 1 Teller • 30 Min.

3 Handvoll Dinkel • 1 Zwiebel • 1 Handvoll Champignons • ½ Zucchini • 1 große Fleischtomate • ein wenig Butter • ein wenig reine Tomatenpaste • ein wenig Currypulver • je 1 Prise Salz und Pfeffer

- Den Dinkel in kochendes Salzwasser geben und nach Packungsanleitung kochen.
- Die Zwiebel schälen und würfeln, Champignons, Zucchini und Tomate waschen und klein schneiden.
- Das Gemüse in einer Pfanne mit ein wenig Butter anschwitzen, dann ein wenig Tomatenpaste dazugeben. Mit Curry, Salz und Pfeffer würzen und 5 bis 10 Minuten köcheln lassen.
- Den Dinkel abgießen und zusammen mit dem Gemüse auf einem Teller anrichten.

Rote-Bete-Kirsch-Schoko-Kuchen

Rote Bete, Kirschen und Schokolade – passt das zusammen? Und ob! Dass die Rote Bete ein Superfood ist, ist schon lange kein Geheimnis mehr. Der süßliche Geschmack passt bestens zu Kirschen und Schokolade – ein wahrer Genuss!

Ergibt ca. 12 Stücke • 1 Std. 45 Min.

1 frische Knolle Rote Bete • 2 Tassen Vollkornmehl • 2 Handvoll frische Kirschen • 2 Schuss Apfelsaft • ein wenig Ahornsirup • 1 Tasse unbehandeltes Kakaopulver • ein wenig Öl zum Fetten der Form

- Die Rote Bete waschen und ungeschält ca. 1 Stunde in einem Topf kochen lassen, bis sie ganz zart ist. Abkühlen lassen, dann die Haut entfernen und klein schneiden.
- Den Ofen auf 180 °C vorheizen.
- Die Rote Bete in einen Mixer geben und pürieren.
- Alle anderen Zutaten dazugeben und vermischen, bis ein schöner, saftiger Teig entsteht.
- Die Backform ausfetten, den Teig hineingeben und ca. 20 Minuten backen.

Orangen-Mandarinen-Joghurt mit Beeren

Dieser Joghurt enthält nicht nur ein Superfood, sondern gleich mehrere. Die frischen Beeren geben deinem Körper den nötigen Kick. Sie enthalten Stoffe, die dein Immunsystem stärken und auch entzündungshemmend wirken.

Ergibt 1 Schälchen • 15 Min.

1 Becher Naturjoghurt • 1 Orange • 1 Mandarine • 2 Handvoll frische Beeren (z. B. Himbeeren, Erdbeeren, Johannisbeeren, oder auch getrocknete Goji-Beeren) • ein wenig Honig

- Den Joghurt in eine Müslischale geben.
- Orange und Mandarine schälen und kleinschneiden. Den Saft beider Früchte in einer Schale auffangen.
- Die Früchte und den Saft zum Joghurt geben und alles gut durchmengen.
- Die Beeren waschen, dazugeben und den Joghurt mit Honig süßen.

Für Experimentierfreudige Sahnejoghurt verleiht diesem Dessert einen noch volleren und intensiveren Geschmack.

Orangen-Mandarinen-Joghurt mit Birnenmousse

Im Austausch mit Freunden gab es eine geteilte Meinung zum Thema »Birne als Superfood«. Ich finde, dass diese gerade als heimische Frucht überzeugt und durch ihre besondere Verträglichkeit für den Magen punktet. In dieser Joghurt-Variante findet ihr die Frucht als Mousse vor.

Ergibt 1 Schälchen • 30 Min.

1 Becher Naturjoghurt • 1 Orange • 1 Mandarine • 1 Birne • ein wenig Apfelsaft • ein wenig Honig

- Für die Zubereitung des Orangen-Mandarinen-Joghurts verfahre genauso wie in der ersten Variante beschrieben.
- Die Birne weichkochen und in einem Mixer mit Apfelsaft pürieren.
- Das Mousse (gerne auch noch warm) über den Joghurt geben, mit Honig süßen.

Orangen-Mandarinen-Joghurt mit Schokosauce

Schokolade ist gesund! Doch es kommt darauf an, welche Art von Schokolade du verwendest. Besonders die dunkle, herbe Schokolade ist gut für das Herz-Kreislauf-System und sorgt noch dazu für gute Laune. Diese Variante des Desserts wird dich deshalb umso fröhlicher machen.

Ergibt 1 Schälchen • 30 Min.

1 Becher Naturjoghurt • 1 Orange • 1 Mandarine • ½ Tasse unbehandeltes Kakaopulver • ein wenig dunkle Bio-Schokolade (mind. 70 %) • ein wenig Honig

- Für die Zubereitung des Orangen-Mandarinen-Joghurts verfahre genauso wie in der ersten Variante beschrieben.
- Für die Schokosauce die dunkle Schokolade im heißen Wasserbad schmelzen. Das Kakaopulver nach und nach dazugeben.
- Die noch warme Masse unter den Joghurt rühren, mit Honig süßen und genießen.

HÖRE AUF DEINEN MAGEN

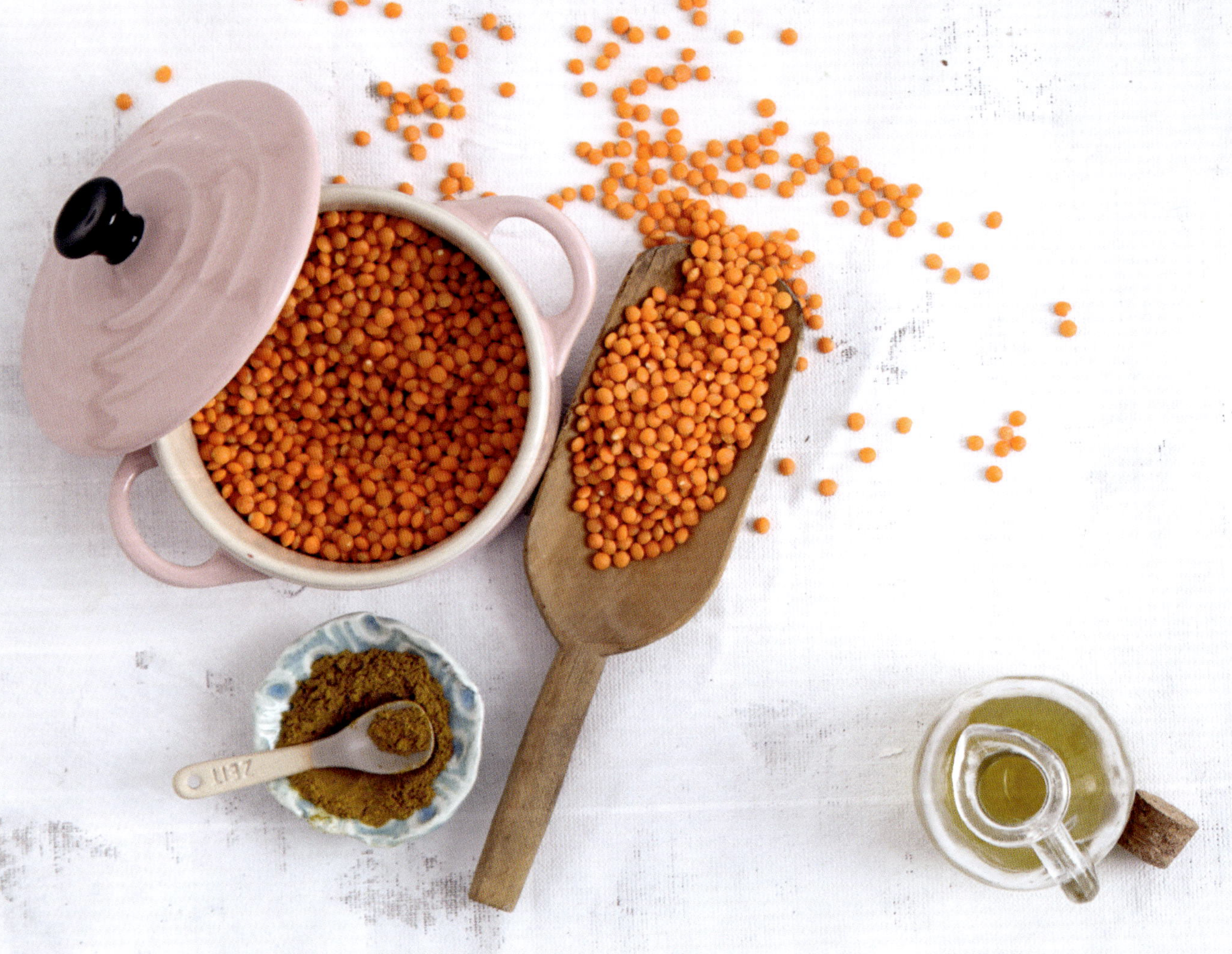

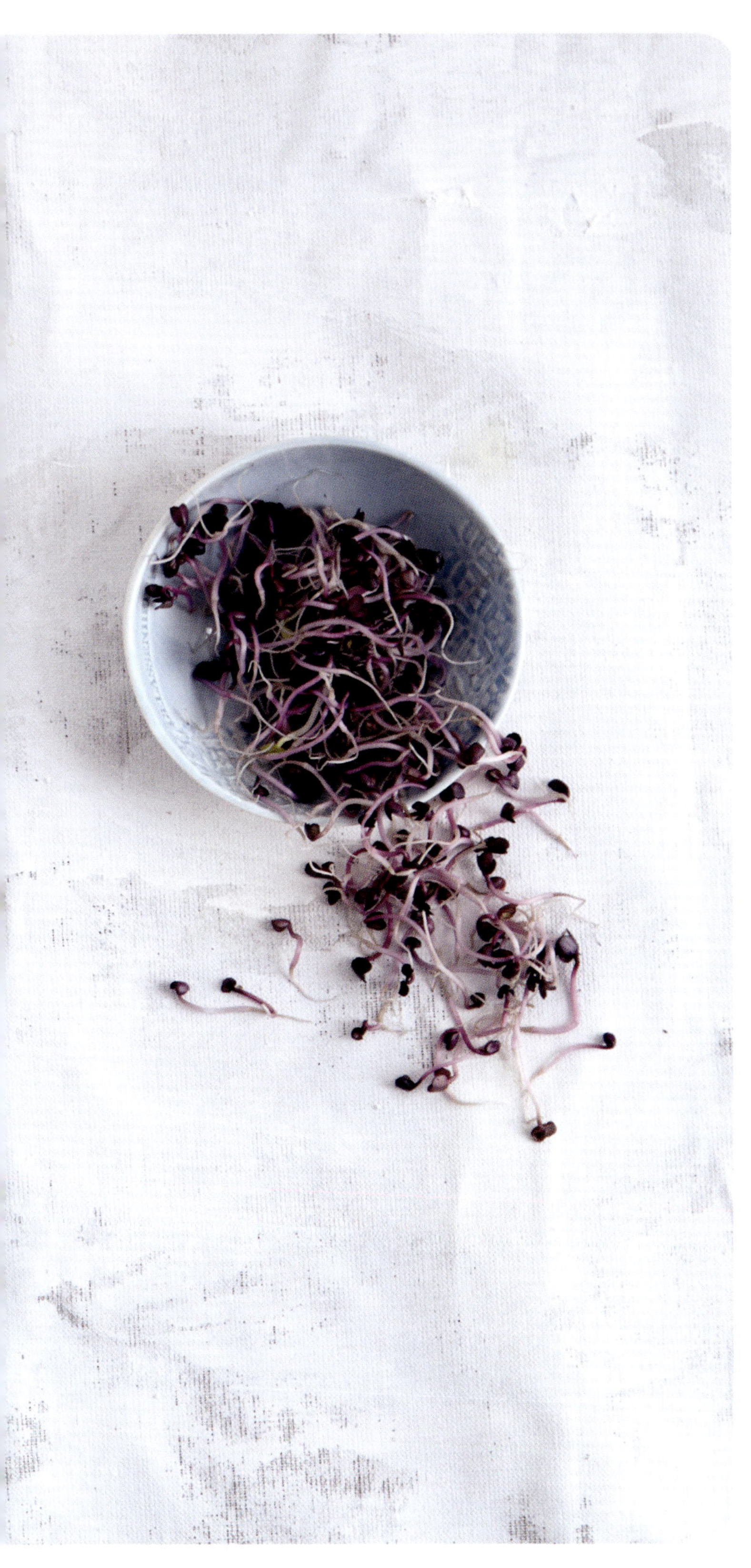

Dem Hungergefühl wieder vertrauen lernen und auf die Signale des Körpers achten. Das ist eine weitere große Aufgabe auf dem Weg der Genesung. Selbst für viele gesunde Menschen ist das nicht immer ganz einfach.

Lerne Hunger und Appetit wieder zu schätzen

Habe ich jetzt überhaupt Hunger? Möchte ich etwas essen? Dies herauszufinden war, glaube ich, der schwierigste Teil meines Genesungsprozesses. Ich persönlich habe mehrere Jahre dafür gebraucht, wieder zwischen »Hunger« und der »Lust auf Essen« zu unterscheiden und beides zu akzeptieren. Während der Erkrankung hatte ich gelernt, das Hungergefühl zu unterdrücken. Ich war stolz darauf, dass ich etwas schaffte, was andere nicht konnten. So paradox das auch klingen mag: Das Hungergefühl und ein leerer Magen gaben mir Kraft – auch das hat lange gedauert, bis ich es verstanden habe. In den ersten Wochen des Klinikaufenthalts war es für mich deshalb eine große Herausforderung, »normale« Portionen zu essen. Mein Magen hatte damit einige Probleme. Ich fühlte mich in gewisser Weise immer wieder »überladen«, aber zu meiner großen Überraschung legte sich das sehr schnell.

Essen in Gemeinschaft mit anderen macht glücklich

Es dauerte dennoch viele Monate, bis ich mir wieder erlauben konnte, auf meinen Magen zu hören. Ich lernte, dass »Hungergefühl« und »Appetit haben« nicht unbedingt das Gleiche, aber durchaus eng miteinander verbunden sind. Nach und nach fing ich an, mir auch zwischendurch etwas zu erlauben, einfach weil ich Lust hatte zu essen. Mir hat es zudem geholfen, mich hierbei an Freunden und der Familie zu orientieren. Mich hat es immer so gefreut zu sehen, wie das Essen bei ihnen anscheinend keine Hauptrolle im Leben einnahm und nicht mit Zwängen verbunden war. Die Gemeinschaft mit anderen war es dann auch, die mich persönlich zum Essen motiviert und mir die Freude am Leben wieder gezeigt hat.

Mein Tipp

- Lerne langsam dein Hungergefühl wieder zu akzeptieren. Habe Geduld dabei!
- Gönne dir auch zwischendurch immer wieder eine Kleinigkeit – aus Lust am Essen! Iss mit Freunden und der Familie, in Gemeinschaft zu essen macht glücklich.

In diesem Kapitel findest du Rezepte, die dich garantiert satt und zusätzlich glücklich machen. Wichtig dabei ist jedoch: Setze dich niemals selbst unter Druck – den Magen wieder sprechen zu lassen benötigt Zeit!

Rote Linsensuppe mit Curry und Möhren

Dies ist eines meiner absoluten Lieblingsrezepte. Durch die Linsen erhält der Körper viel Eiweiß und wichtige Nährstoffe. Und die Hülsenfrüchte machen vor allem eines: satt. Für den großen Hunger einfach perfekt. Die exotischen Gewürze runden das Ganze ab. Besonders an kälteren Tagen wärmt diese Suppe dich von innen.

Ergibt 5 Teller
45 Min.

- 4 festkochende Kartoffeln
- 2 Zwiebeln
- 2 Möhren
- ein wenig Butter
- 2 Paprika (rot und gelb)
- 2 Knoblauchzehen
- 2 Gläser Gemüsebrühe
- 1 Dose geschälte Tomaten (am besten Bio-Qualität)
- 4 Handvoll rote Linsen
- je 1 Prise Salz, Pfeffer und Currygewürz
- etwas frische Petersilie und Koriander (nach Belieben)
- 2 EL Naturjoghurt

- Die Kartoffeln schälen und bissfest kochen.

- Zwiebeln und Möhren sehr fein hacken und in der Butter dünsten.

- Die Paprikaschoten putzen, den Knoblauch schälen. Beides klein schneiden und dazugeben. Alles mit der Gemüsebrühe ablöschen und kurz aufkochen lassen.

- Die geschälten Tomaten mit einem großen Messer in der geöffneten Dose zerkleinern und unter das Gemüse rühren. Die gekochten Kartoffeln in kleine Würfel schneiden und ebenfalls beigeben.

- Die vorher gründlich gewaschenen roten Linsen mit in den Topf geben und alles 15 bis 20 Minuten kochen lassen. Die Linsen sollten nach der Garzeit noch leichten Biss haben. Die Suppe abschließend mit Salz, Pfeffer und Curry würzen.

- Petersilie und Koriander klein hacken und zusammen mit dem Joghurt zur Suppe geben. Jetzt bitte nicht mehr aufkochen lassen, sondern direkt genießen!

- In einer luftdichten Dose verpackt, kann diese Suppe auch gut für maximal 3 Monate eingefroren und bei Bedarf wieder aufgetaut werden.

Zu schwer? Der Naturjoghurt macht die Suppe cremig und besonders lecker. Wenn du deinem Magen das nicht zutraust, kannst du den Joghurt auch gerne weglassen. Die Suppe wird dann etwas flüssiger sein – schmeckt dennoch wunderbar würzig.

Mein Tipp Trau dich, zwischendurch auch einfach mal zu probieren und das Gericht ganz individuell, auch mit anderen Gewürzen, die du magst, abzuschmecken.

Irischer Gemüseeintopf

Von meinen irischen Gasteltern zubereitet, schmeckt dieses Gericht natürlich am besten. Aber ich finde, dass sich auch meine Version des Colcannon, eines irischen Gemüseeintopfs, sehen lassen kann. Und eines ist garantiert: Satt wirst du davon allemal.

Ergibt 2 Teller • ⏲ 30 Min.

2 große Kartoffeln • 1 Frühlingszwiebel • 4 Handvoll in Streifen geschnittener Weißkohl • 1 Tasse Milch • je 1 Prise Muskatnuss, Salz und Pfeffer • ein wenig Butter

- Die Kartoffeln schälen und in Würfel schneiden, die Frühlingszwiebel in Ringe schneiden.
- Einen Topf mit Salzwasser zum Kochen bringen, den Kohl dazugeben und 7 bis 10 Minuten blanchieren.
- In der Zwischenzeit Milch in einem Topf aufkochen, die Temperatur reduzieren und Kartoffeln und Frühlingszwiebel in der Milch 15 Minuten garen. Die Mischung mit Muskatnuss abschmecken und grob pürieren.
- Blanchierten Kohl dazugeben, alles vermischen und mit Salz und Pfeffer würzen. Alles in eine Servierschüssel füllen und die Butter unterrühren.

Brokkoligemüse mit Tahini-Dressing

Tahini ist bei uns in Europa eher unbekannt. Man versteht darunter eine Paste aus gemahlenen Sesamsamen, also ein Sesammus. Es lässt sich super mit arabischem Falafel kombinieren, aber auch zu Gemüse ist diese Sauce ein wahres Highlight – so wie hier.

Ergibt 1 Teller • ⏲ 30 Min.

4 Handvoll Brokkoligemüse • 1 Prise Salz • 1 Tasse Tahini (unbehandelt) • ein wenig Wasser • Saft von 1 Zitrone • 1 Knoblauchzehe • ein wenig frische Petersilie • 1 Prise Kreuzkümmel (Cumin)

- Das Brokkoligemüse waschen, in Röschen zerteilen und in einem Topf mit kochendem Salzwasser schonend dampfgaren – so bleibt es grün und knackig.
- Für das Dressing die Sesampaste, Wasser, Zitronensaft, geschälten Knoblauch und Petersilie in einen hohen Behälter geben und mit dem Mixstab pürieren. Mit Salz und zerstoßenem Kreuzkümmel abschmecken.
- Die Paste über das Brokkoligemüse geben und genießen. Dazu passt Reis als Beilage.

Rote-Bete-Sprossen-Salat

Ein Salat mit Rote-Bete-Sprossen ist fein-aromatisch und wird in der modernen Küche immer beliebter. Der Salat macht satt und gibt dir den nötigen Frische-Kick!

Ergibt 1 Teller • ⏲ 20 Min.

1 Packung Rote-Bete-Sprossen (aus dem Bioladen) • 1 Orange • 1 Mandarine • 1 Prise Salz • ein wenig Balsamicoessig • 1 Scheibe Roggenbrot

- Die Sprossen waschen und in eine große Schüssel geben.
- Die Orange und die Mandarine schälen. Die Früchte kleinschneiden, zu den Sprossen geben und mit Salz sowie Balsamicoessig beträufeln. Alles gut mischen.
- Eine Scheibe Roggenbrot toasten, in Würfel schneiden und als Topping über den Salat geben – fertig!

Für Experimentierfreudige Dieser Salat lässt sich problemlos mit weiteren Sprossensorten zubereiten und auch kombinieren.

» Rote-Bete-Sprossen-Salat

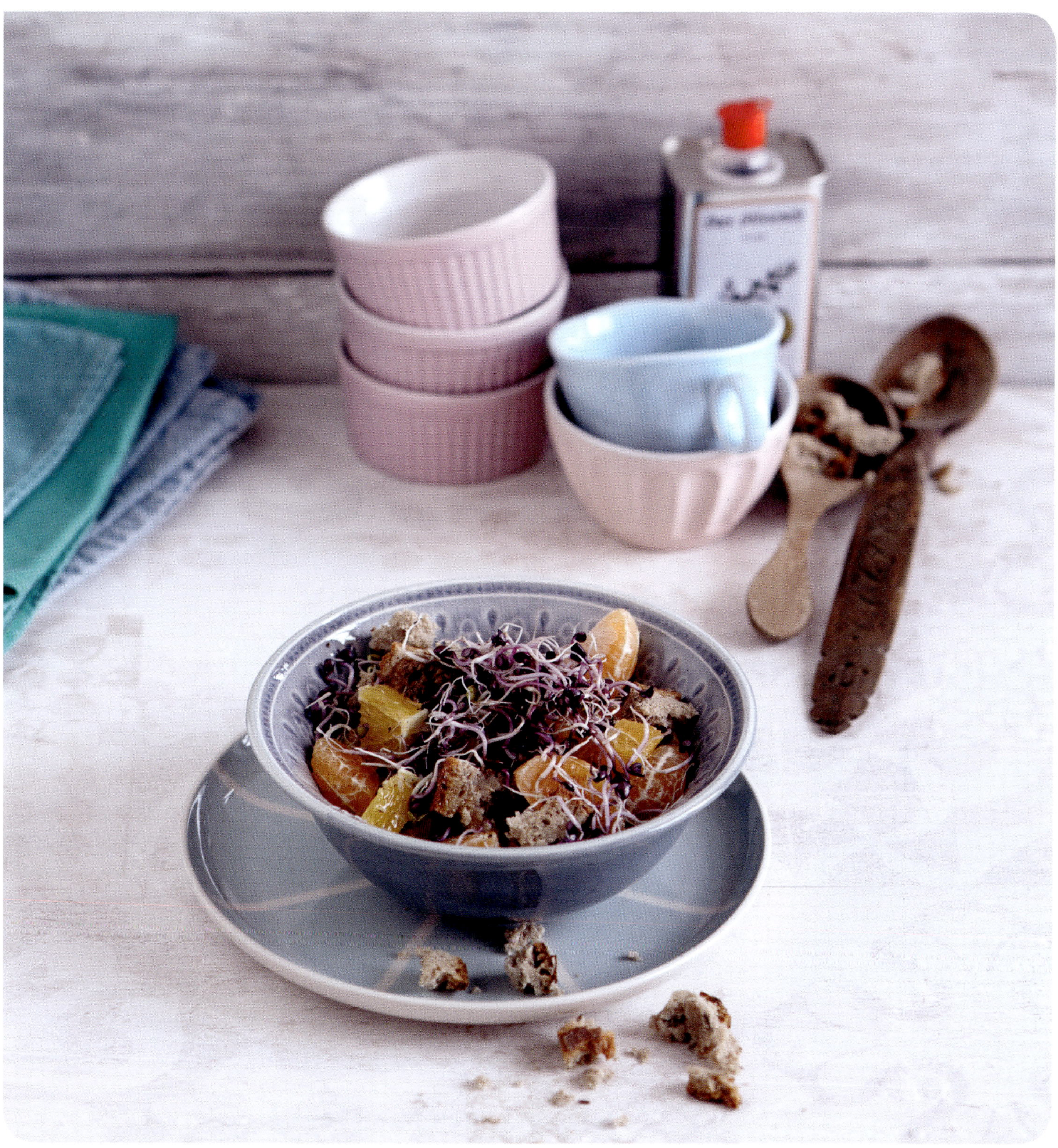

Fächerkartoffel mit Kräuterquark

Ofenkartoffeln, auch Folienkartoffeln genannt, sind köstlich, gesund und eignen sich als leckerer Snack, sättigende Beilage oder leichtes Hauptgericht. Mal was anderes als immer nur Pommes, oder? Noch dazu sind sie mindestens genauso lecker.

Ergibt 1 Teller • 45 Min.

1 große Kartoffel • 1 Becher Kräuterquark • ein wenig Kräuterbutter • je 1 Prise Salz, Pfeffer • 1 Handvoll verschiedene Kräuter (nach Belieben) • ein wenig Parmesankäse

- Die Kartoffel waschen und in kleinem Abstand einschneiden, dabei nicht bis zum Boden durchschneiden. Die Kartoffel soll unten Halt bewahren, damit der Quark in die Fächer gefüllt werden kann.
- Den Backofen auf 200 °C Ober- und Unterhitze vorheizen.
- Den Quark in die Öffnungen der Kartoffeln füllen.
- Die Kartoffeln auf ein mit Backpapier belegtes Backblech setzen und mit ein wenig Kräuterbutter bestreichen. Mit Salz, Pfeffer und Kräutern würzen. Abschließend Parmesankäse darüberstreuen.
- Die Kartoffeln ca. 25 bis 30 Minuten im Backofen gratinieren lassen.
- Die Fächerkartoffel warm servieren.

Für Experimentierfreudige Statt Kräuterbutter kannst du die Kartoffel auch mit Pesto bestreichen.

Rote-Bete-Feta-Burger

Süß-säuerlich und pikant ist der Rote-Bete-Pattie, der mit den weiteren Zutaten eine starke Kombi ist.

Ergibt 1 Burger • 45 Min.

2 Stück gekochte Rote Bete • 1 Zwiebel • 1 Knoblauchzehe • 1 Handvoll Feta (gehackt) • 1 Ei • 1 Handvoll Basilikumblätter • 1 Handvoll Haferflocken • ein wenig Zitronensaft • je 1 Prise Cayenne-Pfeffer und Salz • ein wenig frische Tomatensauce (als Topping)

- Rote Bete, Zwiebeln und Knoblauch schälen und fein raspeln.
- Feta, Ei, gehackte Basilikumblätter und Haferflocken in die Masse geben. Zitronensaft, Cayenne-Pfeffer und Salz dazugeben und die Masse ein wenig ziehen lassen, damit sich alles verbindet und beim Braten zusammenhält. Sollte die Mischung zu weich sein, einfach ein wenig Haferflocken, Weizen- oder Buchweizenmehl dazugeben.
- Aus der Masse einen Pattie formen und in etwas Öl auf beiden Seiten anbraten.
- Die Patties schmecken super zu Salat und Gemüse und lassen sich gut einfrieren.

Für Experimentierfreudige Auf den Pattie können Toppings deiner Wahl gelegt werden, denn er verträgt sich mit vielem: Rote Paprika passt genauso gut wie Salat, Mango, Zwiebeln oder Tomaten. Als Sauce zum Burger eignen sich Guacamole, Hummus oder auch eine frische Tomatensauce.

Vegetarische Reispfanne

Super lecker und super sättigend. Diese vegetarische Reispfanne ist schnell gemacht und immer ein absoluter Renner bei Freunden.

Ergibt 1 Teller • 20 Min.

1 Tasse Basmatireis • 1 Tasse Gemüsebrühe • 1 Zwiebel • ein wenig Öl • 1 Handvoll frische Champignons • ½ Paprikaschote • 1 Fleischtomate • je 1 Prise Salz und Curry • 1 Handvoll Feta

- Den Basmatireis in der Gemüsebrühe gar kochen.
- Die Zwiebeln schälen, würfeln und in einer großen Pfanne in dem Olivenöl anbraten. Die Champignons waschen, in Scheiben schneiden und in der Pfanne ca. 3 Minuten braten.
- Die Paprika in Stifte schneiden und ebenfalls in die Pfanne geben. Das Gemüse weitere 3 Minuten braten. Die Tomate in Würfel schneiden und in die Pfanne geben. Bevor die Würfel zerfallen, den Reis hinzufügen und alles gut umrühren. Mit Salz und Curry abschmecken.
- Den Feta in kleine Würfel schneiden, in die Reispfanne geben (der Käse sollte nicht zerlaufen) und sofort servieren.

Pancakes (Grundrezept)

Es ist Sonntagmorgen, na ja, streng genommen Sonntagvormittag. Der Kaffee läuft durch, der Magen knurrt und im Brotkasten herrscht gähnende Leere. Ein Blick in den Kühlschrank rettet das Frühstück: Eier sind da, die üblichen Verdächtigen wie Mehl und Butter auch: Das heißt, heute ist Pancakes-Tag!

Ergibt 4 Pancakes • 15 Min.

1 Ei • 3 Handvoll Mehl • ein wenig Backpulver • ein wenig Honig • das Mark einer Vanilleschote • ein wenig Salz • 1 Schuss Milch • ein wenig Butter • 1 Schuss Ahornsirup

- Das Ei trennen. Mehl, Backpulver, Eigelb, Honig, Vanillemark und Salz mit dem Mixer verrühren und langsam so viel Milch dazugeben, dass eine cremige Masse entsteht.
- Das Eiweiß steif schlagen und unter die Masse heben.
- Butter in die Pfanne geben und bei mittlerer bis stärkerer Hitze kleine Pancakes in 2 bis 3 Minuten auf beiden Seiten goldbraun braten.
- Die Pancakes mit Ahornsirup heiß servieren.

Pancakes mit Nuss-Nougat-Creme

Das ist eine meiner Lieblingsvarianten der amerikanischen Pancakes. Super für ein gemütliches Frühstück mit Freunden und der Familie.

Ergibt 4 Pancakes • 15 Min.

1 Ei • 3 Handvoll Mehl • ein wenig Backpulver • ein wenig Honig • das Mark einer Vanilleschote • ein wenig Salz • 1 Schuss Milch • ein wenig Butter • selbst gemachte Nuss-Nougat-Creme (S. 22)

- Die Pancakes so zubereiten, wie im Standardrezept beschrieben.
- Die frisch gemachte Nuss-Nougat-Creme auf die Pancakes streichen und genießen!

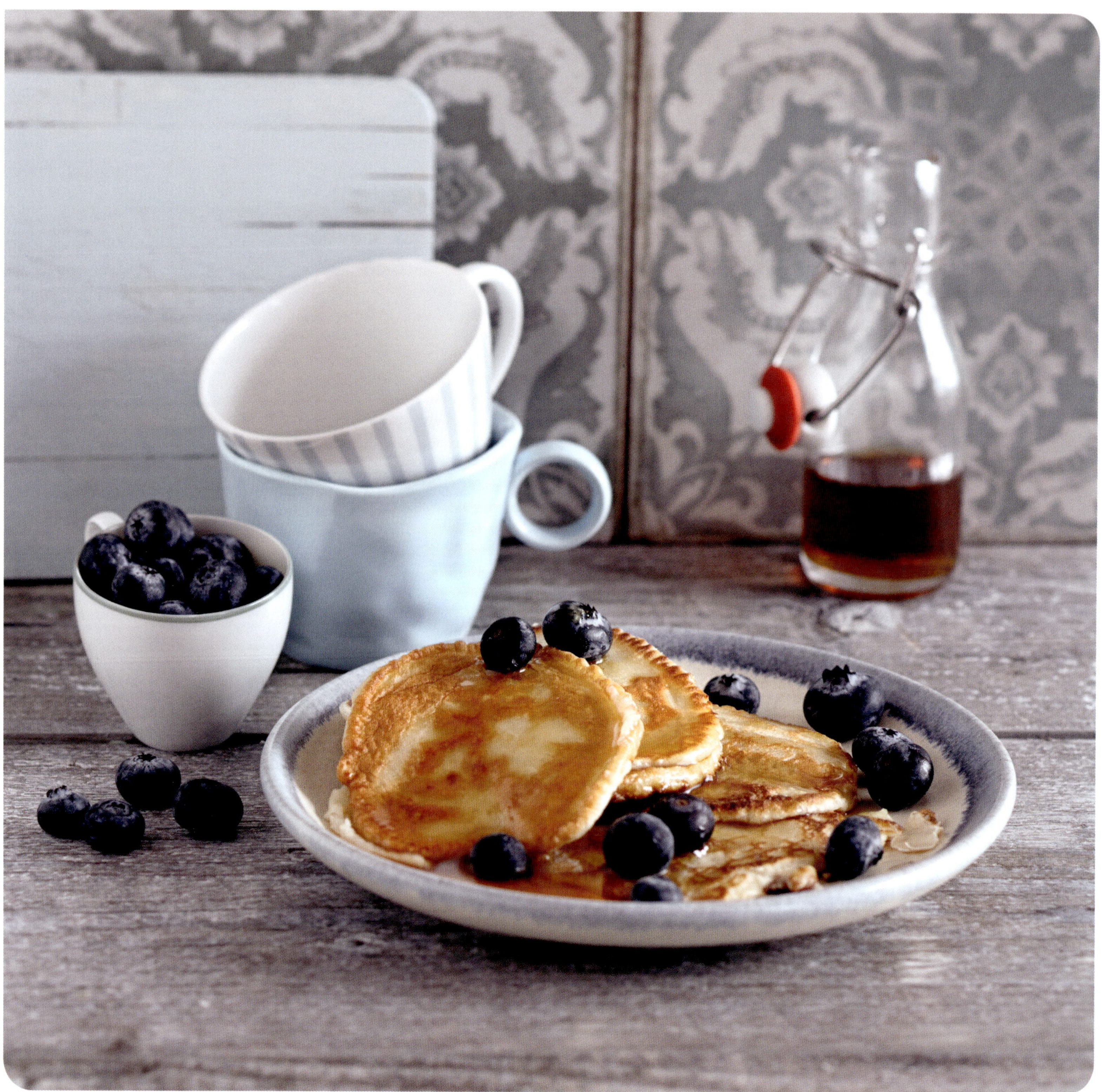

Pancakes mit Blaubeeren

Und hier noch die frische Obst-Variante. Der süßlich herbe Geschmack der Blaubeeren passt perfekt zu Ahornsirup und den warmen Pancakes.

Ergibt 4 Pancakes • ⏲ 15 Min.

1 Ei • 3 Handvoll Mehl • ein wenig Backpulver • ein wenig Honig • das Mark einer Vanilleschote • ein wenig Salz • 1 Schuss Milch • ein wenig Butter • 1 Schuss Ahornsirup • 1 Handvoll frische Blaubeeren

- Die Pancakes so zubereiten wie im Standardrezept beschrieben.
- Ein wenig Ahornsirup und die Blaubeeren über die noch heißen Pancakes geben.

Für Experimentierfreudige Auch Himbeeren, Erdbeeren oder Bananen lassen sich hier noch hinzufügen.

« Pancakes mit Blaubeeren

Pancakes mit Nüssen

Diese letzte Pancake-Variante ist super nussig. Die Nüsse verbinden sich mit dem Ahornsirup und ergeben eine schön sämige Masse.

Ergibt 4 Pancakes • ⏲ 15 Min.

Ei • 3 Handvoll Mehl • ein wenig Backpulver • ein wenig Honig • das Mark einer Vanilleschote • ein wenig Salz • 1 Schuss Milch • ein wenig Butter • 1 Schuss Ahornsirup • 1 Handvoll gehackte Nüsse

- Die Pancakes so zubereiten wie im Standardrezept beschrieben.
- Ein wenig Ahornsirup und die Nüsse über die Pancakes geben und genießen.

Mamas Rotweinkuchen

Dieses Rezept meiner Mama ist einmalig und ich liebe es, wenn sie mir manchmal diesen schönen saftigen Kuchen backt. Einen besseren Rotweinkuchen habe ich noch nie gegessen, so schön schokoladig und saftig.

Ergibt 12 Stücke • ⏲ 10 Min. + 40 Min. Backzeit

4 Eier • 4 Schuss Honig • das Mark einer Vanilleschote • ein wenig weiche Butter • 1 Tasse Kakaopulver • 1 TL Zimt • 1 kleiner Schuss Rum • 1 Tasse Mehl • ein wenig Backpulver • 5 Schuss Rotwein • 2 Handvoll Schokoladenraspeln (Zartbitter) • etwas Puderzucker (optional, zum Verzieren)

- Die Eier schaumig schlagen. Honig und Vanillemark dazugeben und die Masse weiter schaumig schlagen.
- Die Butter dazugeben und weiter zu einer glatten Masse schlagen.
- Die restlichen Zutaten nach und nach hinzufügen und den Teig in eine große Kastenform füllen.
- Den Teig bei 180 °C 40 bis 50 Minuten backen. Mit der Stäbchenprobe testen, ob der Kuchen richtig durchgebacken ist. Nach Belieben mit Puderzucker bestreuen.

Milchreis mit Früchten

Warmer Milchreis ist ein absolutes Highlight gegen den Hunger. Das süße Dessert lässt sich auf vielfache Weise zubereiten und kann deshalb sogar als ganze Mahlzeit gewertet werden. Hier nun die simple, aber dafür umso leckerere Variante des Dessertklassikers.

Ergibt 1 Müslischale • 30 Min.

ein wenig Butter • 2 Handvoll Rundkornreis • 2 Tassen Milch (zimmerwarm) • 1 EL Honig • das Mark einer Vanilleschote • ein wenig Zimt • 2 Handvoll frische Früchte (nach Belieben)

- In einem großen Topf die Butter schmelzen, anschließend den Rundkornreis kurz in der Butter anschwitzen.
- Nun die Vollmilch und den Honig dazugeben. Das Mark einer Vanilleschote zusammen mit der aufgeschlitzten Schote in den Topf geben. Alles unter vorsichtigem Rühren mit dem Holzkochlöffel einmal aufkochen lassen, dabei aufpassen, dass sich nichts am Topfboden ansetzt.
- Den Reis bei geschlossenem Topf auf kleinster Hitzestufe 30 Minuten ziehen lassen; nach der Hälfte der Zeit einmal umrühren.
- Den Milchreis mit Zimt sowie frischen Früchten nach Belieben abschmecken.
- Der Reis kann warm und kalt gegessen werden.

Mein Tipp Heiße Kirschen sind dazu ein wahrer Genuss!

Saftiger Schoko-Kokos-Kuchen

Das perfekte Dessert für Schokoladen- und Kokos-Fans. Schnell gemacht, vegan und einfach lecker. Dazu enthält das Kokosöl viele wichtige Nährstoffe für den Körper und gibt dem Kuchen seinen typischen, karibisch frischen Geschmack.

ca. 12 Stücke • 15 Min. + 45 Min. Backzeit

2 Handvoll Weizenmehl • 4 Schuss Honig • 1 Tasse Kakaopulver • ein wenig Backpulver • 1 Prise Salz • 1 Tasse Kokosöl (geschmolzen) • das Mark einer Vanilleschote • 1 Schuss Apfelessig • 5 Schuss Mandelmilch • ein wenig Wasser • 1 Tafel Zartbitterschokolade • ein wenig Kokosöl (für das Topping)

- Den Backofen auf 175 °C vorheizen. Eine kleine Kastenform mit Kokosöl und ein wenig Kakaopulver ausfetten und bestäuben.
- Die trockenen Zutaten in eine Schüssel geben und mit einer Gabel vermischen. Das Kokosöl, Vanille, Apfelessig, Mandelmilch und Wasser unterrühren.
- Den Teig in die Form geben und im Backofen 40 bis 50 Minuten backen. Stäbchenprobe machen.
- Den Kuchen aus dem Ofen nehmen, komplett auskühlen lassen und stürzen.
- Für das Topping die Zartbitterschokolade im heißen Wasserbad schmelzen und mit dem Kokosöl mischen. Leicht auskühlen und andicken lassen. Die Glasur über dem Kuchen verteilen und mit Kokosflakes dekorieren.

» Saftiger Sckoko-Kokos-Kuchen

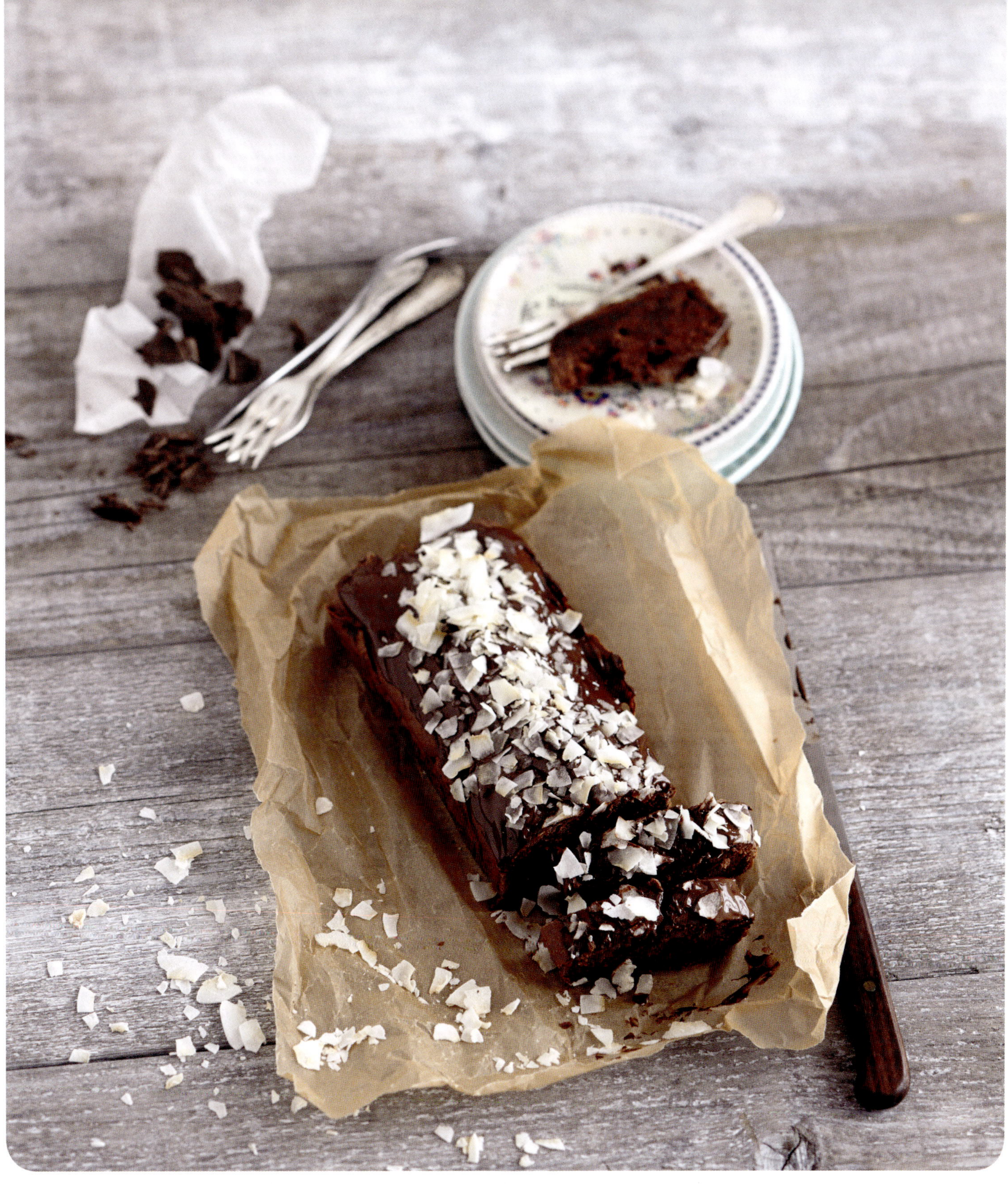

GEH HINAUS UND TANZE!

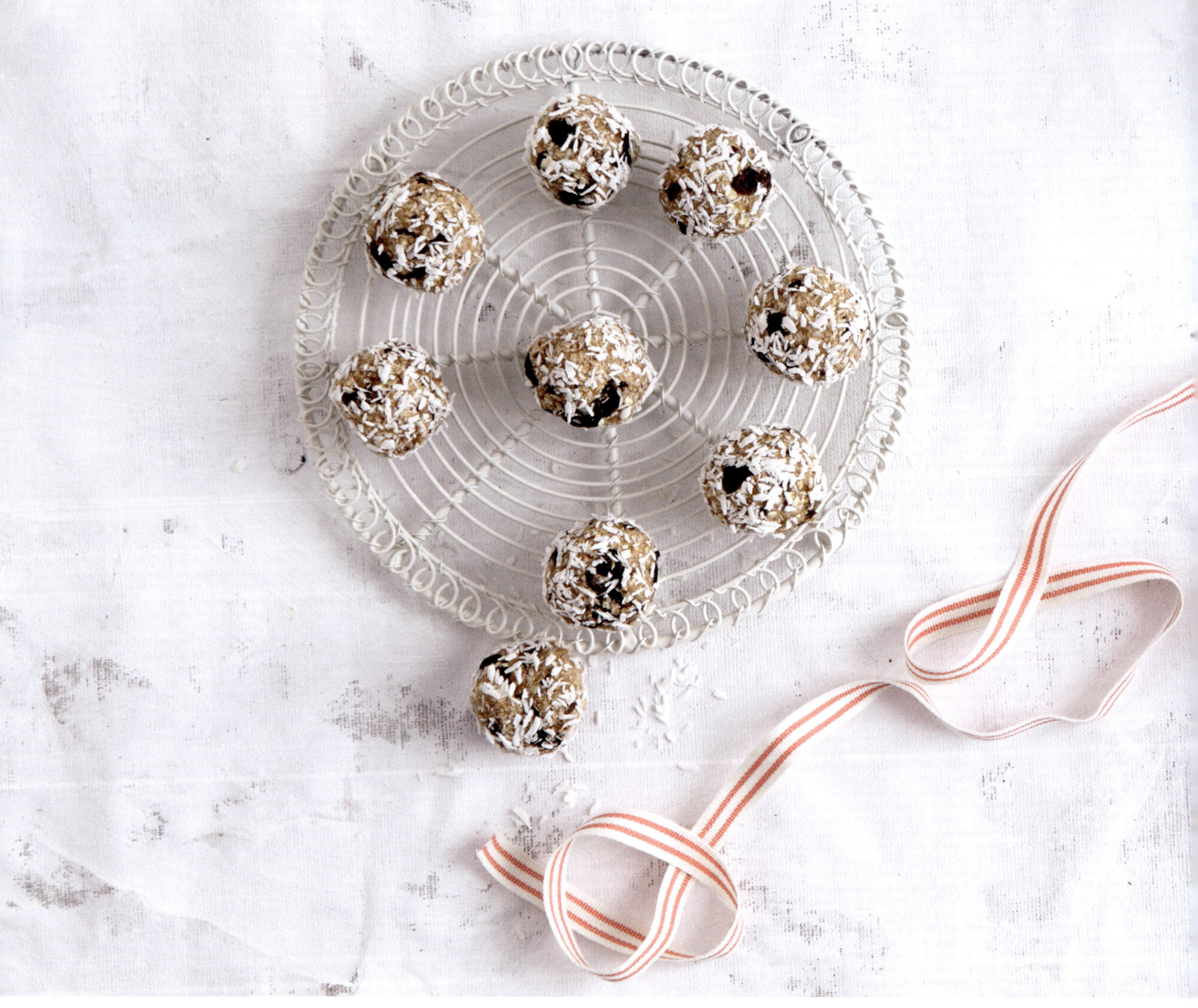

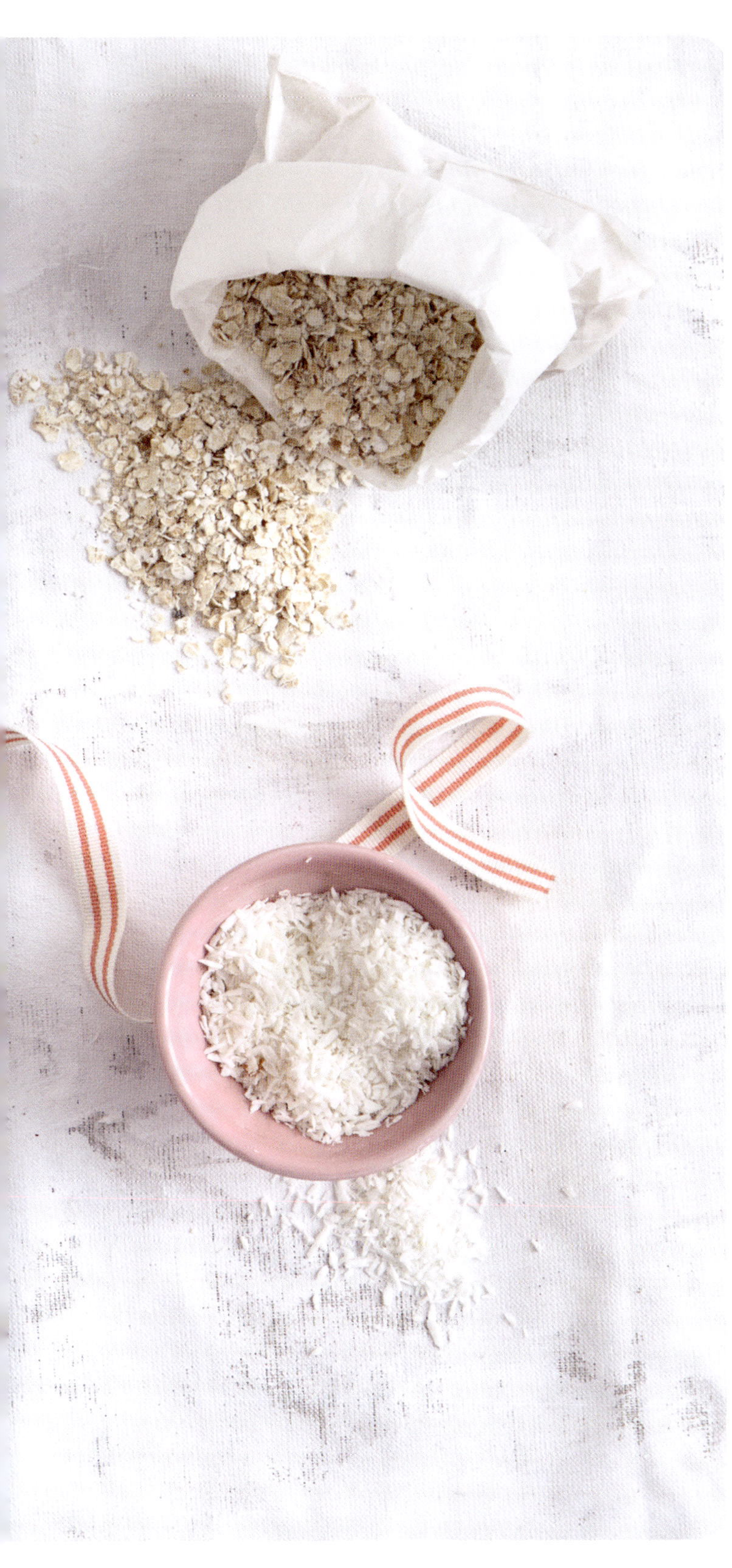

Ins Leben gehen und einen Freudentanz veranstalten? Für eine Magersüchtige ist das erst einmal nicht denkbar. Es heißt dann Krankheit statt Leben und Depression statt Freudentanz. Trotzdem spielt Bewegung während der Erkrankung und auch danach eine große Rolle.

Finde die richtige Balance beim Sport wieder

Viele Betroffene treiben trotz einer geringen Nahrungszufuhr noch intensiv Sport. Und das ist doch eigentlich paradox, oder? Es gibt in Supermärkten so viele verschiedene Produkte zu kaufen (zum Beispiel in Form von Proteinshakes), die dem Sportler Kraft und Energie zuführen. Besonders in den letzten Jahren ist diese Art der Nahrungsergänzung zu einem riesigen Trend geworden. Und komischerweise macht ein Sportler mit Magersucht dann genau das Gegenteil: Er belastet seinen Körper bis zum Maximum und straft ihn dann noch, indem er ihn nicht mit der nötigen Energie versorgt. Deswegen ist das mit dem richtigen Verhältnis von Sport und dem eigenen Essverhalten so eine Sache. Und der ständige Bewegungsdrang ist oft nur ein Zwang von vielen.

Wie ich wieder lernte, eine gesunde Mischung aus Sport und Ernährung zu pflegen? Das möchte ich dir nun erzählen und dir danach einige Rezepte vorstellen, die du besonders nach dem Sport ausprobieren kannst.

Wenn der Körper von den Reserven zehrt

Ich kann mich noch genau an den Tag erinnern, an dem mein Körper sich plötzlich anders anfühlte. Auch jetzt, viele Jahre nach dem Beginn meiner Krankheit, kann ich nicht genau sagen, was mit mir geschehen war. Das sonst eigentlich so schüchterne, fleißige Mädchen ist ohne besonderen Grund plötzlich noch schüchterner geworden. Und dann fing es bei mir an mit dem Gefühl, mich ständig bewegen zu müssen. Nach jeder Mahlzeit musste ich sofort aufspringen, spazieren gehen oder laufen. Wenn ich zu Hause war, machte ich manchmal Turnübungen in meinem Zimmer – immer in der Angst, dass es jemand mitbekommen könnte. Fast täglich joggte ich. Am Anfang ging das alles auch noch ganz gut. Da zehrte mein Körper noch von den mehr oder weniger vorhandenen Reserven. Aber als ich dann immer stärker in den Wahn der Magersucht hineingeriet, merkte ich, wie mein Körper mir signalisierte: »Stopp, Nadine, das ist jetzt zu viel. Du musst aufhören.«

Aber ich hörte nicht auf. Fast täglich begleitete mich nun der Drang, mich zu bewegen. Selbst ein Stuhl wurde zu meinem Feind. Sich hinsetzen und

etwas für die Schule tun? Das war nicht möglich. Ich stand bei fast jeder Tätigkeit, und wenn es noch so unbequem war. Wenn ich sitzen musste, zappelte ich nervös mit den Beinen. Ich war auch innerlich total unruhig, konnte nicht mehr zur Ruhe finden. Gleichzeitig merkte ich, dass ich immer weniger Kraft hatte – körperlich. Mir war ständig kalt. Mir war schwindelig. Ich zitterte. Und ich ignorierte es. Es gab Tage, da war alles gut und ich spürte keine Protestzeichen meines Körpers. Und dann gab es Tage, die waren einfach schrecklich. Das waren die Tage, wo ich merkte: Du musst etwas tun, du musst wieder Kraft tanken. Und ich ignorierte es erneut.

Durchbrich den Teufelskreis

Erst heute, viele Jahre später, kann ich mit anderen Augen auf diese zugegebenermaßen sehr merkwürdige Verhaltensweise schauen. Ich frage mich: Warum habe ich das meinem Körper nur angetan? Inzwischen kann ich glücklicherweise sagen: Ich habe heute gelernt, Sport zu treiben und mich dementsprechend zu ernähren. Denn wenn ich ein Gefühl absolut nicht mehr spüren möchte, dann ist es diese Kraftlosigkeit, die meine Beine zittern lässt.

Wie ich diesen Teufelskreis durchbrechen konnte? Was mir besonders geholfen hat, ist der Austausch mit Freunden, der Familie und anderen Betroffenen. Ich habe angefangen, gemeinsam mit Freunden Sport zu treiben und in Sportvereine zu gehen. Dort habe ich gesehen, wie andere Sport machten, dabei gesund aussahen und ganz normal aßen. Es gab so viele Menschen in den Sportvereinen, die ziemlich entspannt trainierten und tatsächlich Spaß an dem hatten, was sie taten. Und genau das war der Schlüssel: Sport nicht mehr als ein »Muss« und einen Zwang anzusehen, sondern es wegen des Zusammenseins mit anderen, um fit zu bleiben, und aus Freude an der Bewegung zu machen. Ich habe angefangen, Stepptanz und Ballett zu tanzen, und bis heute macht mir das großen Spaß. Nach der Trainingsstunde treffe ich mich oft mit Freundinnen und wir essen zusammen. Dadurch habe ich gelernt, wieder die richtige Balance zu finden.

Bitte sei dir dessen bewusst, dass Magersüchtige generell öfter dazu neigen, den Sport nach der Genesung weiter eher zwanghaft auszuüben, sodass der Sport dann gewissermaßen als Ersatz dient. Versuche es nicht zu übertreiben und finde hier die richtige Balance!

Mein Tipp

- Höre auf, ständig nur alleine Sport zu treiben, bloß weil du das innere Verlangen danach hast, dich intensiv zu bewegen. Melde dich bei Vereinen an – Sport ist ein tolles Gemeinschaftserlebnis. Natürlich spricht nichts dagegen, allein zu joggen. Aber finde auch hier die richtige Mischung. Erlaube deinem Körper das Essen nach dem Joggen, denn das hat er sich redlich verdient.

Besonders nach sportlicher Betätigung brauchst du wieder Energie. Du darfst dir also etwas gönnen! Die folgenden Rezepte sind leicht und nahrhaft. Besonders Salate stecken voller guter Inhaltsstoffe und schmecken noch dazu super. Lust auf einen frischen Rote-Bete-Salat mit Orangen? Auf in die Küche und los geht's!

Mangosalat mit Sprossen

Wenn es mal schnell gehen muss und ich Lust auf Exotisches habe, dann ist das genau das richtige Rezept. Manchmal finde ich im Kühlschrank nur ein paar »Einzelteile«, die nicht ausreichen, um ein Hauptgericht daraus zu zaubern. Aber alle Zutaten gemeinsam ergeben einen tollen Salat – wie zum Beispiel diesen.

Ergibt 1 Teller • 15 Min.

2 Mangos • Saft einer Limette • ein wenig Öl • 2 Handvoll Sprossenmix (Bio) • ein wenig Zitronenmelisse zum Dekorieren

- Mangos schälen und das Fruchtfleisch in Spalten vom Kern schneiden. Die Fruchtstücke mit Limettensaft und Öl beträufeln.
- Die Sprossen abspülen, abtropfen lassen und zusammen mit den Mangos auf Tellern anrichten.
- Den Saft mit Zitronenmelisse garnieren und servieren.

Salat aus Gurken und roten Zwiebeln

Ein erfrischender und leichter Salat, der als Vorspeise oder Beilage zum Hauptgericht serviert werden kann.

Ergibt 2 Teller • 30 Min.

1 Salatgurke • 1 Prise Salz • 1 Knoblauchzehe • 1 rote Zwiebel • 1 Bund Dill • ein wenig Apfelessig • ein wenig Honig • ein wenig Öl

- Die Gurke schälen und vierteln, die Kerne mit einem Teelöffel entfernen. Die Gurkenteile in Würfel schneiden.
- Gurkenwürfel in ein Sieb geben, leicht salzen, mischen und 10 bis 15 Minuten ziehen lassen. Dies entzieht der Gurke überschüssiges Wasser.
- In der Zwischenzeit den Knoblauch schälen und hacken, die Zwiebel abziehen und in kleine Ringe schneiden. Dill von den dickeren Stielen zupfen und fein schneiden.
- Essig, Honig, etwas Salz und Öl in einer Salatschüssel verrühren, die abgetropften Gurkenwürfel und die Zwiebeln dazugeben, den Salat 10 Minuten ziehen lassen.

Linsensalat mit Möhren

Der beliebte Eiweißlieferant aus dem Orient mit heimischem Gemüse kombiniert.

Ergibt 1 Teller • 30 Min.

4 Handvoll Linsen (fertig gegart) • 1 Möhre • ein wenig Basilikum • 1 Tasse Gemüsebrühe • Saft einer ½ Zitrone • je 1 Prise Salz und Pfeffer • 1 Schuss Öl • ein wenig Parmesankäse

- Die gegarten Linsen in eine Schüssel geben und beiseitestellen.
- Die Möhre schälen und raspeln. Die Blätter des Basilikums abzupfen und kurz anklatschen, damit sich ihr Aroma entfalten kann.
- Linsen mit der Brühe erwärmen, mit Zitronensaft, Salz, Pfeffer und Öl vermengen und abkühlen lassen.
- Mit Möhre und Basilikum mischen, in Gläser füllen, Parmesan darüberstreuen und servieren.

» Linsensalat mit Möhren

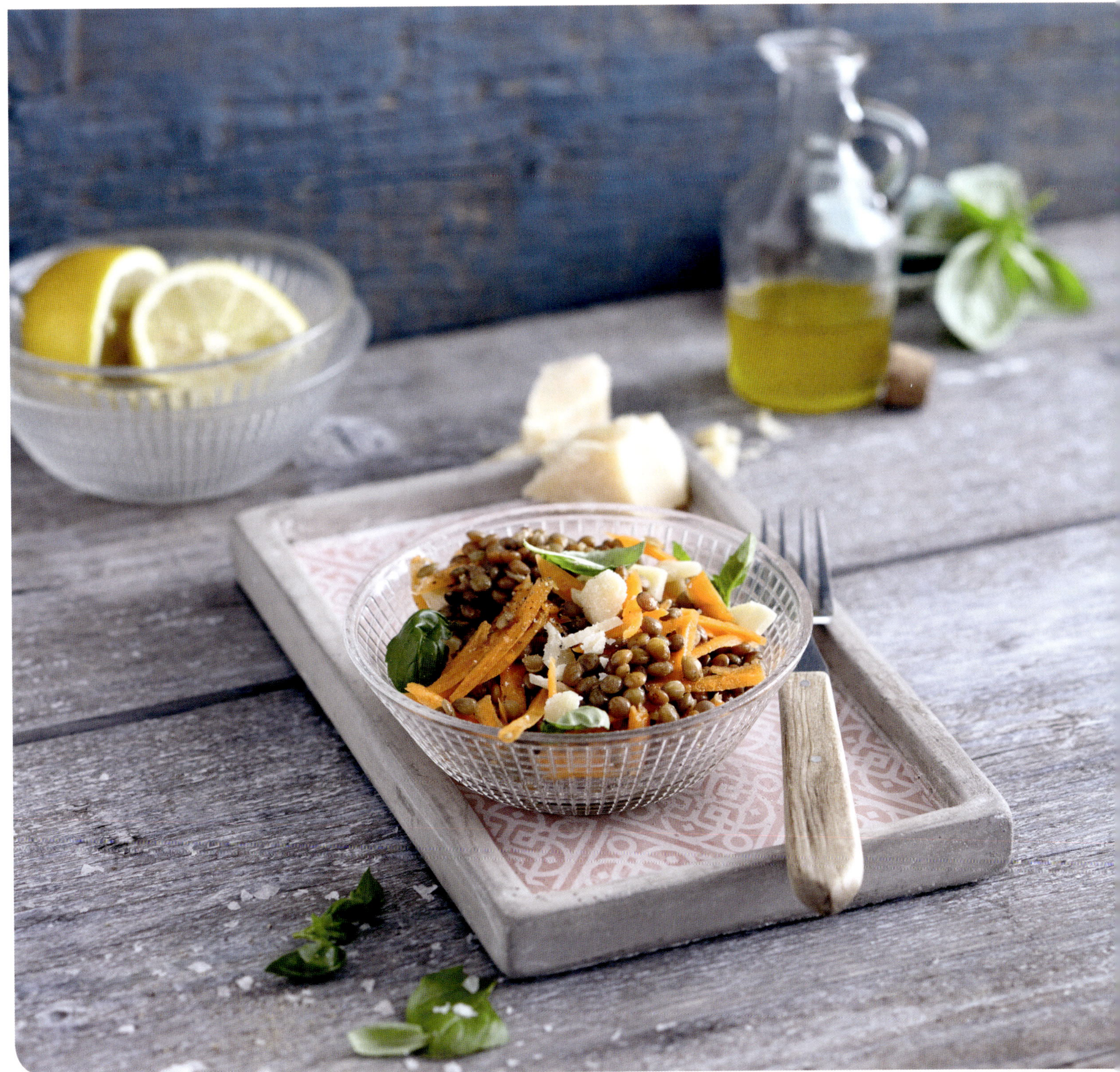

Rote-Bete-Orangen-Salat

Diesen Salat bereitest du am besten zu, bevor du Sport machst. Dann kann er in der Zwischenzeit ein bisschen ziehen und schmeckt besonders aromatisch und frisch. Die Rote Bete sorgt zusammen mit der Orange für einen Vitaminschub und gibt deinem Körper alles, was er nach einer solchen Anstrengung benötigt.

Ergibt 1 Teller • 60 Min.

3 große Knollen frische Rote Bete • 1 Stange Zimt • 1 Prise Salz • 1 Zwiebel • ein wenig Apfelessig • 3 Schuss Walnussöl • 1 Prise Pfeffer • 2 Bio-Orangen

- Die Rote Bete waschen, in einen kleinen Topf geben und knapp mit Wasser bedecken. Die Zimtstange und Salz hinzufügen. Alles zum Kochen bringen. Das Gemüse bei mittlerer Hitze 45 bis 60 Minuten garen lassen.

- Die Rote Bete kalt abschrecken, schälen und in Scheiben schneiden.

- Die Zwiebeln schälen, fein würfeln und in der Brühe aufkochen lassen. Mit Essig und Öl vermengen, mit Salz und Pfeffer abschmecken. Das Dressing über die Rote Bete geben.

- Die Orangen waschen, trocken tupfen und von der Schale feine Streifen abziehen. Beide Früchte mit einem scharfen Messer schälen, dabei auch die weiße Haut entfernen und die Fruchtfilets aus den Trennwänden lösen. Den Saft auffangen und zu der Roten Bete geben.

- Die Orangenfilets mit dem Salat mischen und alles 30 Minuten ziehen lassen. Dann genießen.

Kalte Wassermelonen-Tomaten-Suppe

Wassermelone eignet sich nicht nur als süßer Durstlöscher im Sommer: Sie lässt sich auch gut mit Gemüse kombinieren. Zum Beispiel mit saftigen Tomaten.

Ergibt 2 Teller • 45 Min.

1 Zwiebel • ein wenig Öl • 2 große Fleischtomaten • ½ Wassermelone • ½ Chilischote • 1 Tasse Gemüsebrühe • je 1 Prise Salz und Pfeffer • Saft einer ½ Zitrone

- Die Zwiebel schälen und fein hacken. In einer kleinen Pfanne das Olivenöl erhitzen und die Zwiebel darin glasig dünsten. Auskühlen lassen.

- Reichlich Wasser aufkochen. Den Stielansatz der Tomaten herausschneiden. Die Früchte 20 bis 30 Sekunden ins kochende Wasser tauchen, herausnehmen, kalt abschrecken und häuten. Tomaten in grobe Stücke schneiden.

- Das entkernte Fruchtfleisch der Wassermelone in kleine Würfelchen schneiden und beiseitestellen. Die Chilischote entkernen und in feine Streifen schneiden.

- Zwiebel, Tomaten, Melone und Chili zusammen mit der Brühe fein pürieren.

- Die Suppe anschließend durch ein feines Sieb passieren.

- Die Suppe mit Salz, Pfeffer und Zitronensaft würzen. Bis zum Servieren kühl stellen.

Gerösteter Blumenkohl

Manchmal sind es ganz einfache Gerichte mit wenigen Zutaten, die erstaunlich köstlich sind. Wer mich kennt, weiß, dass ich Blumenkohl und Brokkoli ganz besonders schätze. Diese Kohlsorten sind sehr gesund und vielseitig und enthalten viele wichtige Vitamine und Mineralstoffe.

Ergibt 2 Teller • 30 Min.

1 kleiner Blumenkohl • 4 Schuss Öl • ein wenig Petersilie • Saft von 1 Zitrone • ein wenig Öl • je 1 Prise Salz, Pfeffer, Curry und Zucker

- Den Blumenkohl in Röschen zerteilen, mit dem Öl mischen.
- Die Röschen auf einem Backblech verteilen und im Ofen bei 200 °C ca. 30 Minuten rösten.
- Petersilie fein hacken und zusammen mit den restlichen Zutaten zu einer Würzsauce mischen. Die heißen, gerösteten Röschen auf die Teller verteilen und mit der Würzsauce übergießen.

Für Experimentierfreudige Auch mit Brokkoli lässt sich dieses Gericht leicht zubereiten!

Rührei mit Tomaten auf Brot

Seien wir mal ehrlich – vor allem beim Frühstück verfällt man oft in die immer gleiche Frühstücksroutine und der Joghurt oder Quark mit Obst macht einen auch nicht immer happy. Hier also eine Alternative, die besonders viel Kraft gibt

Ergibt 1 Teller • 20 Min.

ein wenig Butter • 1 Ei • 1 Schuss Milch • 1 Fleischtomate • je 1 Prise Salz und Pfeffer • 1 Scheibe Roggenvollkornbrot • ein wenig Frischkäse

- Ein wenig Butter auf mittlerer Stufe in eine kleine beschichtete Pfanne geben, Ei und Milch hinzufügen und alles in der Pfanne verrühren.
- Währenddessen die Tomate kleinschneiden und mit Salz und Pfeffer in die Pfanne geben. So lange umrühren, bis die Masse stockt.
- Das Brot mit Frischkäse bestreichen und nach Belieben ein wenig Pfeffer darüberstreuen.
- Das Rührei dazu servieren.

Tomaten-Frischkäse-Bagel

Der ideale Frischkäse schmeckt feinsäuerlich und ist schön sahnig und cremig. Er passt gut zu Brot, am besten aber schmeckt er auf einem frischen Bagel.

Ergibt 1 Bagel • 30 Min.

1 Sesambagel • ein wenig Frischkäse • Saft einer ½ Zitrone • 1 Prise Salz • ein paar getrocknete Tomaten (in Öl eingelegt) • 1 Fleischtomate

- Den Bagel waagerecht halbieren und nach Belieben toasten.
- Den Frischkäse mit dem Zitronensaft glattrühren und mit Salz abschmecken. Auf die Unterseite des Bagels streichen.
- Die getrockneten Tomaten hacken und auf den Frischkäse streuen.
- Die Tomaten waschen, den Stielansatz herausschneiden und in Scheiben schneiden.
- Die Tomatenscheiben auf dem Bagel verteilen, den Deckel darauflegen und den Bagel servieren.

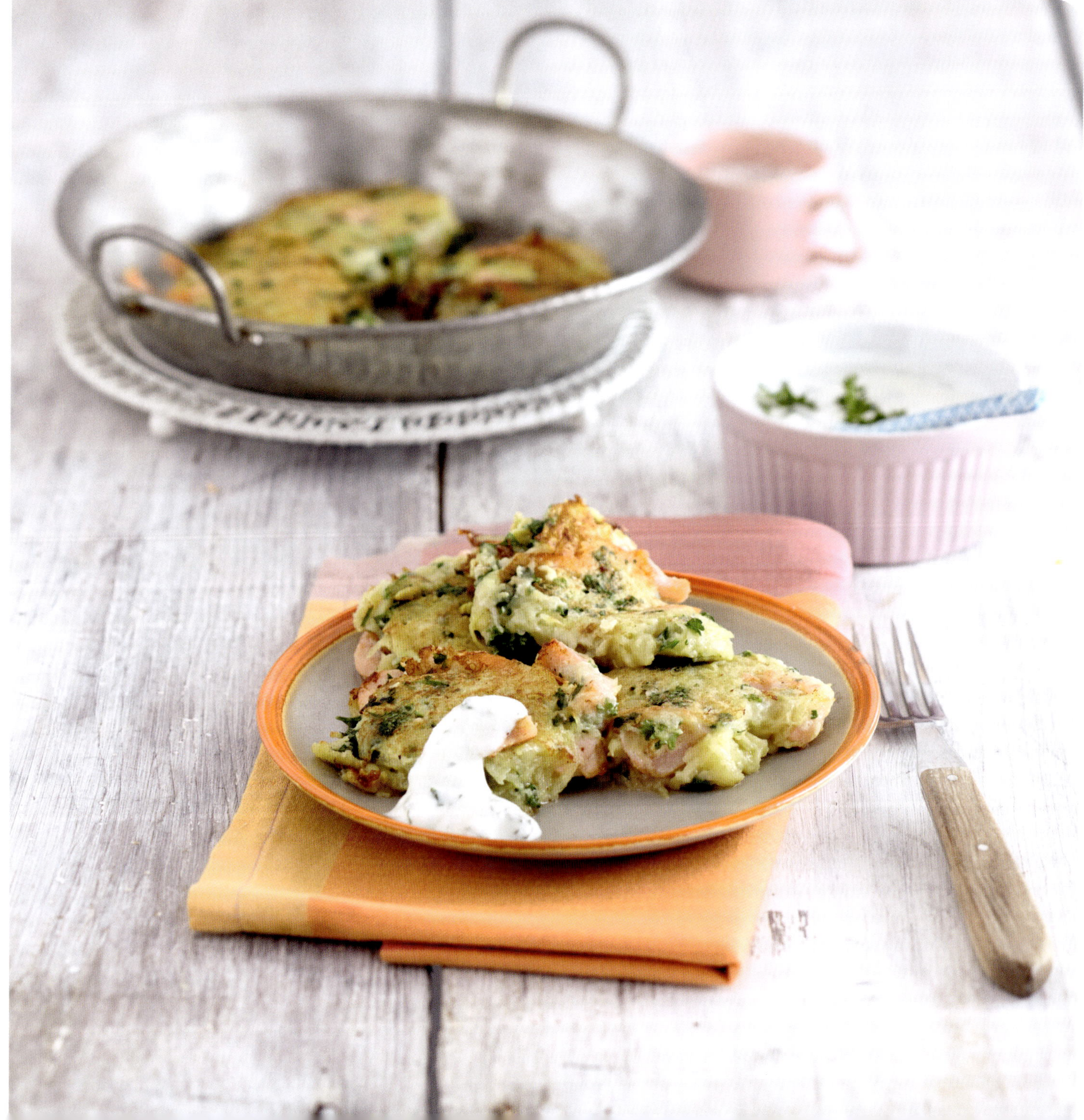

Kartoffel-Wildlachs-Rösti

Lachs gehört zu den beliebtesten Speisefischarten der Welt. Verwunderlich ist das nicht, da der Lachs nicht nur ausgesprochen gesund ist, sondern auch hervorragend schmeckt – so wie in diesen Rösti.

Ergibt 1 Teller • 30 Min.

ein wenig Petersilie • 1 Zwiebel • ein Filet von geräuchertem Wildlachs • 4 große Kartoffeln • 1 Ei • ein wenig Mehl • je 1 Prise Salz und Pfeffer • ein wenig Rapsöl

- Die Petersilie waschen und fein hacken, Zwiebel abziehen, in feine Würfel, den Lachs in Streifen schneiden.
- Die Kartoffeln schälen und fein raspeln (nicht reiben). Etwas ausdrücken.
- Die Kartoffeln mit dem Ei, Mehl, Salz und Pfeffer vermengen, zum Schluss die Petersilie und den Lachs unterheben.
- Aus dem Teig kleine Plätzchen herstellen und in einer beschichteten Pfanne mit heißem Rapsöl goldbraun braten.
- Die Rösti auf einem Küchenkrepp entfetten und servieren.

Das passt dazu Zu diesem Gericht schmeckt der Quark-Dip (rechts) sehr gut.

Zucchini-Kartoffelpuffer mit Quark-Dip

Zucchini enthält viel Calcium, Kartoffeln eine große Menge an Stärke – das sind beides Nährstoffe, die dein Körper besonders bei sportlichen Aktivitäten dringend benötigt. Diese Kartoffel-Zucchini-Puffer verbinden beide Gemüse miteinander.

Ergibt 1 Teller • 30 Min.

4 große Kartoffeln • ½ Zucchini • 1 Zwiebel • 1 Ei • ein wenig Stärkemehl • je 1 Prise Salz und Pfeffer • 1 Handvoll frische Kräuter • 1 Tasse Quark

- Die Kartoffeln schälen und waschen, Zucchini waschen und den Blütenansatz entfernen. Die Zwiebel schälen.
- Die Gemüse mit der Küchenmaschine fein raspeln und mit den Händen gut ausdrücken, um das überflüssige Wasser zu entfernen.
- Die Gemüseraspel in einer Schüssel mit Ei, Stärkemehl und Gewürzen vermengen.
- Reichlich Öl in einer Pfanne erhitzen, kleine Portionen des Gemüseteigs ins heiße Öl setzen und etwas flach drücken. Die Puffer von beiden Seiten braun und kross ausbraten.
- Die Kräuter klein hacken, mit dem Quark vermengen und den Dip zusammen mit den Puffern genießen.

Mein Tipp Die Zucchinipuffer sollten sofort verzehrt werden, denn im Gegensatz zu normalen Kartoffelpuffern werden sie schnell weich.

« Kartoffel-Wildlachs-Rösti

Selbst gemachtes Vollkornbrot

Vollkornprodukte stecken voller wertvoller Inhaltsstoffe, deshalb ist Vollkorn auch so gesund. Zum einen enthalten sie viele Vitamine und Mineralstoffe, die unser Körper benötigt, zum anderen Ballaststoffe, die im verarbeiteten Weißmehl so gut wie gar nicht enthalten sind. Ein ideales Lebensmittel vor oder nach dem Sport!

Ergibt 1 Brot • ⏲ 15 Min. + 2 Std. Zeit zum Gehen und Backzeit

1 Würfel Hefe • 4 Tassen warmes Wasser • 5 Tassen Bio-Weizenvollkornmehl • 1 Prise Salz • 2 Handvoll Körner nach Belieben (z. B. Sesam)

- Die Hefe in eine Schüssel bröckeln und mit dem warmen Wasser verrühren, bis sie sich aufgelöst hat.

- Das Mehl und das Salz dazugeben. Alles gut vermengen und den Teig durchkneten. Der Teig sollte geschmeidig sein – eventuell ein wenig mehr Mehl oder Wasser dazugeben. Teig in der Schüssel an einem warmen Ort 45 Minuten gehen lassen (er sollte sein Volumen verdoppeln).

- Den Teig nochmals durchkneten und die Körner hinzufügen. In eine gefettete Kastenform füllen und nochmals 15 Minuten gehen lassen.

- Den Backofen auf 200 °C Ober/Unterhitze vorheizen. Den Teig im Ofen 60 Minuten backen. Das Brot aus der Form stürzen und weitere 10 Minuten bei 100 °C kurz nachbacken.

Für Experimentierfreudige Verschiedene Körner geben dem Brot einen einzigartigen Geschmack.

Einfache Haferkekse mit Zimt

In Irland in jeder Küche präsent: Hafer. Ob als Porridge oder auch in diesen Keksen. Pur oder mit Schokolade – diese Plätzchen sind einfach immer lecker.

Ergibt ca. 30 Stück • ⏲ 10 Min.

2 Handvoll Haferflocken • 3 Schuss Ahornsirup • 1 Handvoll Mehl • ein wenig Backpulver • 4 Esslöffel Butter • 1 Ei • ein wenig Zimt

- Haferflocken, Ahornsirup, Mehl und Backpulver in einer Schüssel miteinander vermengen.

- Die Butter lauwarm zerlassen und in das Gemisch geben. Gut durchrühren.

- Das Ei und Zimt dazugeben und kräftig rühren, bis ein glatter Teig entstanden ist.

- Mit einem Teelöffel kleine Teighäufchen auf ein mit Backpapier ausgelegtes Backblech geben. Auf große Abstände achten, der Teig läuft ganz flach aus (ca. 9 Häufchen pro Blech).

- Die Plätzchen im Backofen bei 225 °C in ca. 6 Minuten goldgelb backen. Vorsicht: Sie werden schnell zu braun!

- Die Kekse abkühlen lassen, dann erst vom Blech nehmen. Die Plätzchen müssen fest geworden sein, bevor man sie aufeinanderlegen kann.

Für Experimentierfreudige Die Plätzchen eignen sich auch hervorragend zum Dekorieren und als Beilage zu diversen Desserts, z. B. Crème brûlée.

Gebrannte Nüsse mit Curry

Vorsicht Suchtgefahr! Diese exotische Gewürz-Nuss-Kombination ist immer der Renner. Ob für den Energieschub zwischendurch oder als Topping auf einem Salat. Nüsse geben dir Power und Kraft! Der Snack schmeckt besonders gut mit dem Fruchtsalat auf dieser Seite.

Ergibt 1 Schälchen • 15 Min.

ein wenig Wasser • ein wenig Ahornsirup • das Mark einer Vanilleschote • ein wenig Currypulver • 6 Handvoll Nüsse (nach Wahl)

- Das Wasser mit dem Ahornsirup, dem Vanillemark und dem Currypulver zum Kochen bringen.
- Die Nüsse dazugeben und so lange kochen lassen, bis die Flüssigkeit verdampft ist und der Sirup die Nüsse mit einer feinen Kruste überzogen hat.
- Die heißen Nüsse auf Backpapier geben und auskühlen lassen. Nach dem Auskühlen in luftdichten Dosen oder Gläsern aufbewahren.

Müslikugeln mit Bananen

Diese kleinen Snacks sind nicht nur schnell gemacht, sondern auch genauso schnell wieder verputzt. Ich backe die Müslikugeln gerne für die Uni oder für die Arbeit, denn sie sättigen wunderbar und sind gut zu transportieren.

Ergibt ca. 25 Kugeln • 30 Min.

2 reife Bananen • 2 Handvoll Haferflocken • ein wenig (Schoko-)Knuspermüsli (Bio) • 1 Prise Zimt • 1 Handvoll Kokosraspel

- Bananen in einer Schüssel mit einer Gabel zerdrücken. Haferflocken, Müsli, Zimt und Kokosraspel dazugeben. Alle Zutaten gut miteinander vermengen.
- Ein Blech mit Backpapier auslegen.
- Von der Müslimischung je ein teelöffelgroßes Stück abstechen, in der Hand zu einer Kugel rollen und auf das Backblech legen. Diesen Vorgang wiederholen, bis der Teig aufgebraucht ist.
- Die Müslikugeln bei 180 °C (Umluft) ca. 15 Minuten backen.

Fruchtsalat mit süßer Tahini-Sauce

Diese Kombination ist äußert ungewöhnlich – dafür aber umso leckerer. Probiere es einfach aus!

Ergibt 1 Schälchen • 15 Min.

verschiedene Früchte deiner Wahl • ein wenig Tahini (Sesampaste) • etwas Wasser • Saft von 1 Zitrone • 1 Handvoll Petersilie • je 1 Prise Salz und Kreuzkümmel

- Die Früchte waschen, schälen und in Würfel schneiden.
- Für das Dressing Sesampaste, Wasser, Zitronensaft, und Petersilie in einen hohen Behälter geben und mit dem Mixstab pürieren. Mit Salz und zerstoßenem Kreuzkümmel abschmecken.
- Das Dressing zu dem Fruchtsalat geben.

Zu schwer? Der Fruchtsalat lässt sich auch mit einem einfachen Zitronendressing genießen, der aus 4 ausgepressten Zitronen gewonnen wird.

FORDERE DEINE SINNE HERAUS

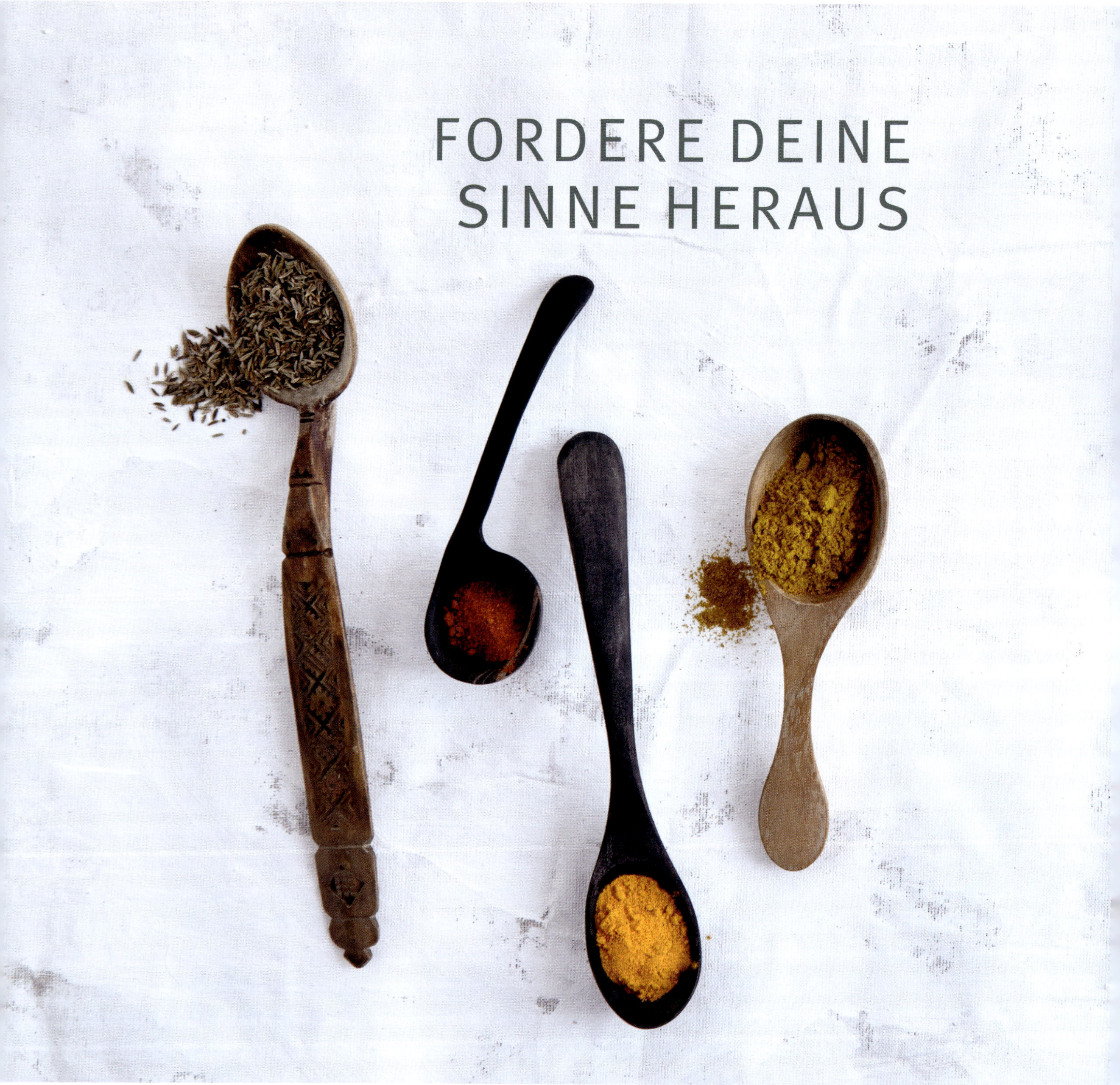

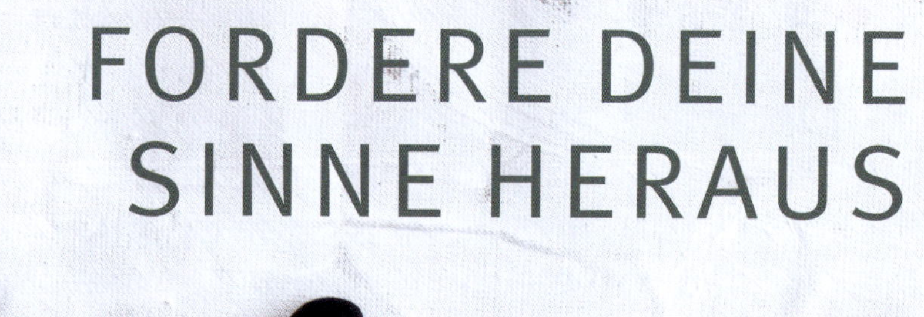

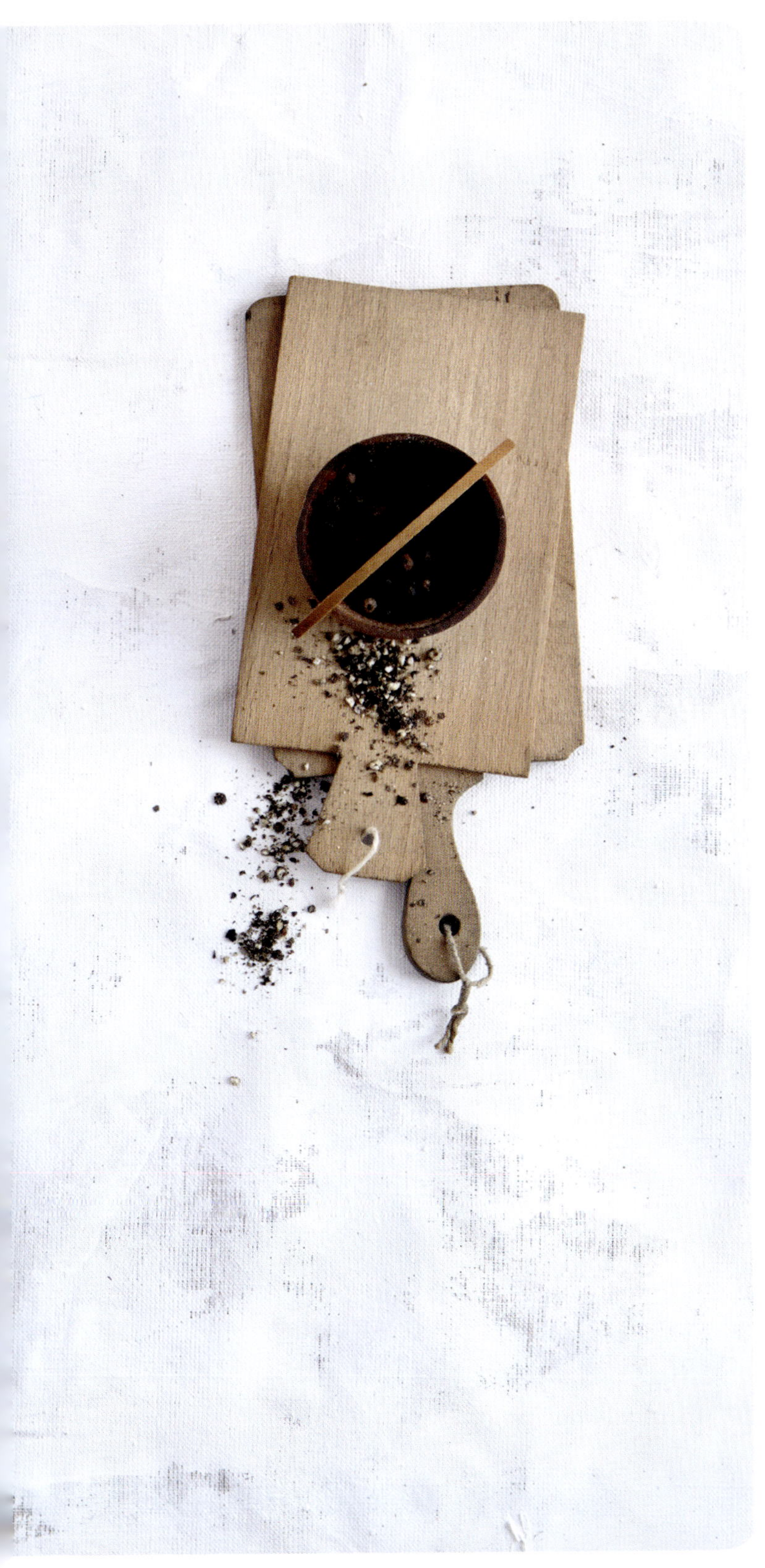

Genuss ist etwas, das einem während der Krankheit völlig fremd geworden ist. Umso schöner ist es dann, wenn dir wieder bewusst wird, dass Essen eine wahre Gaumenfreude, ein Fest für die Sinne sein kann!

Nimm das Essen wieder ganz bewusst wahr

Für mich war es auf dem Weg meiner Genesung besonders wichtig, das Essen wieder mit allen Sinnen wahrzunehmen und mir Zeit zu nehmen für die täglichen Mahlzeiten. Aber glaubt mir, besonders zu Beginn nach der Klinikentlassung war Genuss etwas, was ich noch nicht richtig zulassen konnte, zumindest nicht in dem Maße, wie ich es mir gewünscht hätte.

Tag für Tag war Essen für mich mehr ein »Muss« als Freude oder Genuss. In der ersten Zeit hatte mich diese Appetitlosigkeit nicht weiter gestört, doch nach ungefähr einem halben Jahr merkte ich, wie mir etwas fehlte: Ich aß zwar regelmäßig, doch ich empfand keine richtige Freude dabei. Ich hatte das Gefühl, nicht alle Sinne mit einzubeziehen, und diese »Gedämpftheit« spürte ich auch in meinem privaten Leben ein wenig. Ich vermisste eine bunte Vielfalt, den Reiz, etwas Neues auszuprobieren. Was tun?

Ein Fest für die Sinne – der Wochenmarkt

Ich erinnere mich noch genau daran: Es war ein Samstagnachmittag und in der Nähe meines Wohnortes in Irland fand morgens, wie immer, ein Markt statt. Frisches Obst und Gemüse wurden angeboten, Molkereiprodukte und herrliche Brote präsentiert. Die unterschiedlichsten Gerüche schienen sich in alle Richtungen zu verbreiten. Zudem lockten die bunten Farben der Obst- und Gemüsestände und die tollen farbenfrohen Kuchen viele Besucher an. Ich wusste gar nicht, wohin ich zuerst schauen sollte. Dann blieb mein Blick an einem Stand voller Gewürze hängen. Die bunten und kräftigen Farben – Dunkelrot, Gelb und Orange – ließen mein Herz höherschlagen. Der Geruch machte diesen einen Moment perfekt. Ich entschied mich, ein paar Gewürze mit nach Hause zu nehmen und dann spontan für mich Abendessen zu kochen. Das Ergebnis dieses Schlüsselmoments, übrigens ein Currygericht (S. 85), findet ihr nun in diesem Buch.

Gewürze bringen Farbe und neue Aromen in die Küche

Ich habe gelernt, dass Gewürze unglaublich viel bewirken können. Sie geben dem Essen den richtigen »Kick« – nicht nur geschmacklich,

sondern auch, was die Farbe angeht. Ich liebe es, immer wieder neue Aromen auszuprobieren und damit auch meine Sinne herauszufordern. Exotische Gewürze wie ungarisches Paprikapulver, indisches Currypulver, schwarzer Pfeffer, Kurkuma oder Cumin eignen sich dafür ganz besonders gut.

Essen, besonders in unserer heutigen Zeit, wird immer mehr als Event angesehen. Das macht sich besonders an den vielen Kochkursen bemerkbar, die immer häufiger angeboten werden und zurzeit einen »Boom« erleben. Menschen sind bereit, für das Erlebnis Essen und Kochen viel Geld auszugeben. Aber warum sollten wir dieses Erlebnis nicht auch zu Hause oder bei Freunden genießen? Schalten wir unsere Sinne ein und lassen wir uns treiben!

Entdecke die Welt neu

Und dann sind da noch ein paar andere Dinge, die du für dich tun kannst und die deine Sinne garantiert herausfordern werden: Nutze deine freie Zeit einmal dafür, außergewöhnliche Dinge zu tun, die dir sonst nicht einfallen würden oder die du schon lange nicht mehr getan hast.

Gehe den verschiedensten Aktivitäten nach, die deine Lebenslust wecken. Hier nur ein paar Beispiele, die du für dich entdecken kannst: Singe! Das geht natürlich auch unter der Dusche, ungestört im Auto oder zur Lieblingsmusik in deinem Zimmer. Tanze! Wenn du denkst, das kannst du nicht, dann tanz einfach durchs Wohnzimmer, wenn keiner da ist. Geh barfuß durch den Wald oder erklimme einen Berg. Kaufe frische Kräuter auf einem Markt in deiner Nähe für deine nächste Mahlzeit und genieße die unterschiedlichen Düfte. Eine besondere Abwechslung: Sprich einen fremden Menschen an und unterhalte dich mit ihm. Das mache ich zum Beispiel unglaublich gerne. Es ist so spannend, was man dabei alles erleben kann! Deine Sinne werden auch besonders gefordert, wenn du die Ruhe in einer Kirche genießt und dich entspannst. Oder mache einen Tagestrip in eine andere Stadt. Ich liebe es vor allem an Sonntagen oder freien Wochentagen, neue Orte in Irland zu erkunden. Kurzum: Tu etwas, was für dich nicht alltäglich, sondern eine kleine oder große Herausforderung ist, was du vielleicht sonst nicht wagen würdest. Diese Erlebnisse werden dich stärker und selbstbewusster machen.

Mein Tipp

- Versuche jeden Tag, deine Sinne herauszufordern – nicht nur beim Essen, sondern auch im Alltag.
- Probiere exotische Gewürze und kombiniere sie immer wieder neu!
- Nimm bewusst war, dass das Essen an sich auch ein Erlebnis ist!

Besonders leicht lassen sich die Sinne anregen mit Dingen, die wir noch nicht kennen. Deshalb eignen sich vor allem exotische Kombinationen für den »Sinneskick«. In der Einleitung hatte ich bereits erwähnt, dass Gewürze für mich eine besonders große Rolle spielen. Im folgenden Kapitel findest du nun Gerichte, die du in jeder Hinsicht genießen kannst: Farbenfrohe Rezepte für deine Augen, Gewürze aus aller Welt für deine Geschmacksnerven sowie knackiges Gemüse für deine Ohren.

Karamell-Shortbread mit Waldfruchtsauce

Karamell-Shortbread ist ein dreilagiges Gebäck mit einem Boden aus einem köstlichen Butterteig, gefolgt von einer festen Karamellschicht, und obendrauf kommt eine Schicht Schokolade. Die Karamell-Ecken sind überraschend einfach zu backen.

Ergibt ca. 20 Stück
25 Min.

Für das Shortbread:
- ½ Packung Butter (125 g)
- 3 Esslöffel Honig
- 2 Tassen Mehl

Für das Karamell:
- ein wenig Butter
- ein wenig brauner Zucker
- ein wenig Ahornsirup

Für die Schokoladenglasur:
- eine Tafel dunkle Schokolade

Für die Waldfruchtsauce:
- 1 Handvoll Himbeeren
- 1 Handvoll Brombeeren
- 1 Handvoll Blaubeeren
- ein wenig Ahornsirup

- Backofen auf 175 °C Ober- und Unterhitze vorheizen.

- Butter, Honig und Mehl in einer Schüssel vermischen, bis die Mischung gleichmäßig krümelig ist.

- Die Teigmasse auf dem Boden einer gefetteten Backform verteilen und festdrücken.

- Das Shortbread im Backofen 20 Minuten backen.

- Für das Karamell Butter, braunen Zucker und Sirup in einem kleinen Topf zum Kochen bringen. 5 Minuten köcheln lassen. Den Topf von der Herdplatte nehmen und mit einem Kochlöffel 3 Minuten kräftig rühren.

- Das Karamell über den gebackenen Teig (warm oder kalt) gießen. Abkühlen lassen, bis die Masse anfängt, hart zu werden.

- Die Schokolade vorsichtig im heißen Wasserbad schmelzen, dabei immer wieder umrühren.

- Die geschmolzene Schokolade über die Karamellschicht gießen und glattstreichen. Erkalten lassen.

- Nun die Beeren mit ein wenig Ahornsirup als Sauce einköcheln lassen und noch warm zu den Karamell-Ecken servieren.

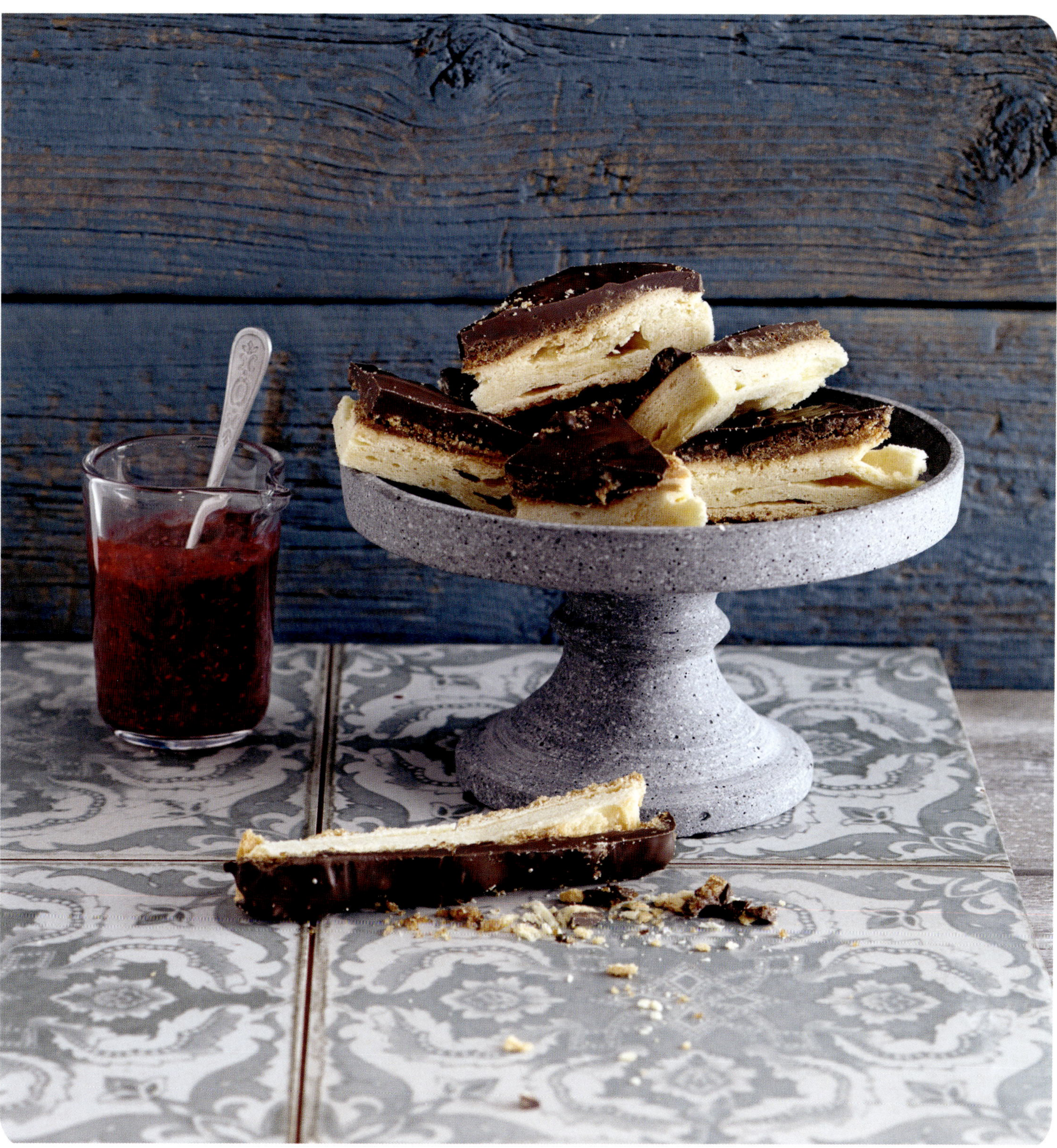

Orangen-Limetten-Brotaufstrich

Diesen originellen Brotaufstrich, auch »Orange-Lime-Curd« genannt, habe ich ebenfalls während meiner Zeit in Irland kennen- und schätzen gelernt. Dennoch ist er für mich immer noch sehr exotisch und verdient deshalb einen besonderen Platz in diesem Kapitel.

Ergibt 1 Glas • 35 Min.

1 Bio-Orange • 4 Bio-Limetten • ein wenig Butter • ein wenig Ahornsirup • 4 Eier
Außerdem: 1 – 2 verschließbare Gläser

- Orange und Limetten heiß waschen und abtrocknen. Schale abreiben, den Saft auspressen.
- Butter, Orangen- und Limettenabrieb und -saft sowie den Ahornsirup in eine Metallschüssel geben und im Wasserbad bei schwacher Hitze unter Rühren erwärmen, bis die Butter geschmolzen ist.
- Währenddessen die Eier in einer Schale verquirlen und zur Orangen-Limetten-Mischung geben. Alles nun bei schwacher Hitze unter ständigem Rühren 20 bis 25 Minuten garen.
- Wenn die Mischung dicker und cremig ist, 1 bis 2 Gläser mit Deckel heiß ausspülen und die Creme noch heiß einfüllen.
- Die Gläser sofort verschließen und abkühlen lassen. Nach dem Öffnen im Kühlschrank aufbewahren.

Weißer Schokolade-Mohn-Aufstrich

Eine Alternative zur morgendlichen Nuss-Nougat-Creme gefällig? Ja, ich weiß, ein eigenes Rezept davon habe ich dir in diesem Buch schon genannt (S. 22). Dieser süße Brotaufstrich ist genauso vielversprechend wie sein nussiger Bruder und bietet definitiv ein neues Geschmackserlebnis.

Ergibt 1 Glas • 30 Min.

1 Beutel Fencheltee • ein wenig weiße Schokolade • ein wenig Quark • ein wenig Butter • 1 Handvoll Mohn

- Schraubgläser zuerst mit Seifenwasser, dann mit kochend heißem Wasser ausspülen und abtropfen lassen.
- Teebeutel aufschneiden und die Fenchelsaat herausschütteln. Die weiße Schokolade sehr fein hacken.
- Quark, Butter und Fenchelsaat in einen Topf geben, kurz aufkochen und ca. 5 Minuten ziehen lassen.
- Die Masse durch ein sehr feines Sieb gießen, sodass die Fenchelsaat im Sieb zurückbleibt. Die Mischung nochmals aufkochen und den Topf vom Herd nehmen.
- Die Schokolade im Wasserbad langsam schmelzen lassen und zu der Quarkmischung geben. Zum Schluss den Mohn unterrühren.
- Die heiße, noch flüssige Creme in die vorbereiteten Gläser füllen, sofort fest verschließen und die Gläser auf den Kopf stellen.
- Die Creme vollständig abkühlen lassen und erst dann in den Kühlschrank stellen.

Granatapfel-Möhren-Melonen-Salat

Die Zutaten dieses Salats sind ungewöhnlich, aber als Kombination unglaublich lecker, fruchtig und aromatisch. Besonders zu Reisgerichten ist dieser Salat eine tolle Beilage.

Ergibt 1 Teller • 20 Min.

½ Granatapfel • 3 Möhren • ½ Honigmelone • Saft von 1 Zitrone

- Den Granatapfel halbieren und die Kerne aus einer Hälfte heraustrennen. Die Möhren schälen und kleinhobeln.
- Das Fruchtfleisch der halben Honigmelone heraustrennen, Kerne entfernen. Möhren und Honigmelone kleinschneiden und in eine Schüssel geben.
- Die Kerne des Granatapfels darübergeben, den Salat mit dem Saft der Zitrone beträufeln und genießen.

Gurken-Gemüse-Rolle

Für alle, die mal etwas Abwechslung auf dem Sushi-Teller erleben möchten, eignet sich diese vegetarische Variante des beliebten Klassikers.

Ergibt 20 Sushis • 30 Min.

1 Paprika • 1 Möhre • 1 Gurke • 1 Packung Frischkäse

- Paprika und Möhre waschen, schälen und in Stifte schneiden.
- Die Gurke quer halbieren und mit einem Messer das weiche Innere der Gurke aushöhlen, sodass ein kleiner Tunnel entsteht.
- In diesen nun die Paprika- und Möhrenstifte hineingeben.
- Die gefüllte Gurke in Scheiben schneiden und zusammen mit Frischkäse als vegetarisches Sushi genießen.

Gemüse-Couscous mit Datteln

Auf die Gewürze kommt es an: Kurkuma, Chili, Kreuzkümmel und Zimt sind es hier.

Ergibt 1 Teller • 30 Min.

1 Tasse Couscous • 1 Tasse Wasser • 1 Paprika • 1 Frühlingszwiebel • 1 Prise Salz • je 1 Prise Kurkuma, Chili, Kreuzkümmel (Cumin), Zimt • ein wenig Butter • 1 Handvoll Datteln

- Den Couscous in eine Schüssel geben, mit ein wenig kochendem Wasser bedecken, dann ca. 5 Minuten ziehen lassen.
- Die Paprika waschen und putzen, die Frühlingszwiebel abziehen, beides kleinschneiden.
- Die Gewürze zum Couscous geben und noch einige Minuten ziehen lassen.
- Die Butter in einer Pfanne erhitzen, das Gemüse darin anschwitzen, dann die Couscousmischung dazugeben.
- Die Datteln kleinschneiden und ebenfalls beimengen.
- Das Couscous auf einem Teller anrichten und genießen.

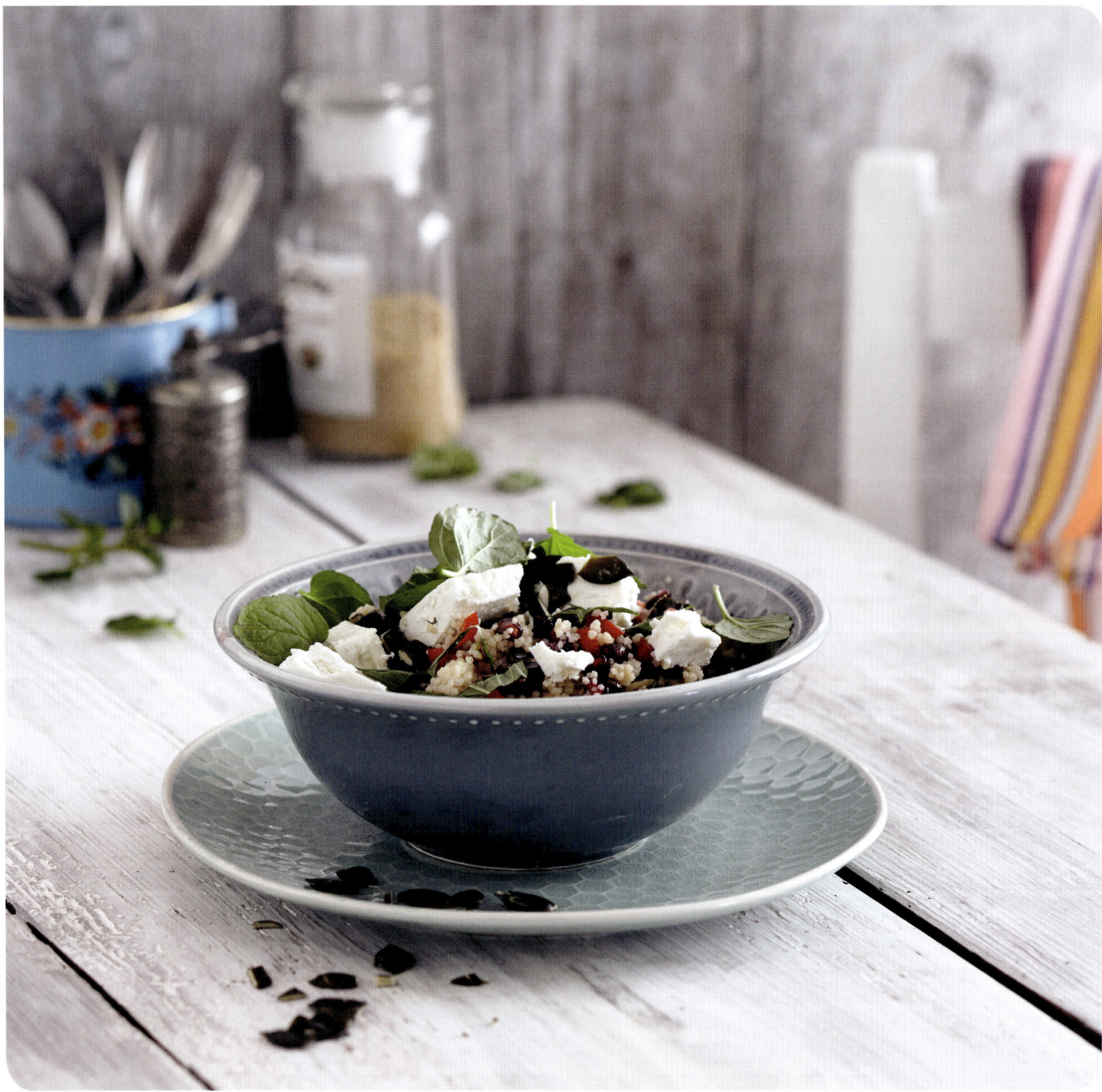

Reis und Gemüse in Erdnuss-Sauce

Die Kombination von Curry und Erdnuss mit frischem Gemüse und Reis ist immer ein absolutes Highlight.

Ergibt 1 Teller • 30 Min.

Für den Reis und das Gemüse: ½ Tasse Vollkornreis • ein wenig Butter • ½ Möhre • ½ Paprika • 1 große Fleischtomate
Für die Sauce: ein wenig Öl • ein wenig Currypaste • 1 Dose Kokosmilch • ein wenig Erdnussbutter • 1 Prise Salz

- Den Reis nach Packungsanleitung zubereiten.

- Möhre und Paprika waschen, putzen und in Stücke schneiden.

- Butter in einer Pfanne erhitzen und das Gemüse darin anbraten. Bei geschlossenem Deckel auf niedriger Stufe köcheln lassen.

- Für die Sauce das Öl leicht erhitzen und die Currypaste kurz anrösten. Die Kokosmilch einrühren und die Mischung kurz köcheln lassen.

- Das Erdnussmus dazugeben und die Sauce weitere 5 Minuten köcheln lassen, bis sie schön sämig ist. Mit Salz abschmecken.

« Couscoussalat mit Granatapfel

Couscoussalat mit Granatapfel

Die fruchtige Süße der Granatapfelkerne ergeben zusammen mit den orientalischen Gewürzen ein herrliches Geschmackserlebnis.

Ergibt 1 Teller • 20 Min.

2 Tassen Couscous • 2 Tassen heißes Wasser • 1 Prise Curry- und Paprikagewürz • 1 Handvoll Feta • ½ Granatapfel • ½ Paprika • 1 Handvoll Kürbiskerne • ein wenig frische Minze • ein wenig Olivenöl • Saft von 1 Zitrone

- Couscous mit dem Wasser, Curry- und Paprikapulver in eine Schüssel geben und ca. 8 Minuten quellen lassen, dabei gelegentlich durchrühren.

- Den Fetakäse abtropfen lassen und in Scheiben schneiden. Den Granatapfel aufschneiden und die Kerne herauslösen. Paprika waschen, putzen und in kleine Würfel schneiden.

- Die Kürbiskerne in einer Pfanne ohne Fett kurz rösten. Die Minze abspülen, trocken schütteln und die Blätter abzupfen.

- Granatapfelkerne, Paprikawürfel, Kürbiskerne, Olivenöl und Minze unter den Couscous rühren und den Salat mit Salz und Zitronensaft abschmecken. Couscoussalat und Feta auf Tellern anrichten.

Kräuter-Knoblauch-Fladenbrot

Dieses Rezept habe ich eines Abends ausprobiert, nachdem ich nur noch einige Reste im Kühlschrank hatte. Und was soll ich sagen: Dieses Brot ist einfach super lecker!

Ergibt 1 Fladenbrot • 20 Min.
+ 15 Min. Gehzeit + 25 Min. Backzeit

Für den Teig: 4 Handvoll Mehl • 1 Würfel Trockenhefe • ein wenig lauwarmes Wasser • ein wenig Öl • 1 Prise Salz
Für den Belag: 2 Knoblauchzehen • ein wenig Öl • 1 Prise grobes Salz

- Aus den Teigzutaten einen glatten Hefeteig kneten. Den Teig mit einem feuchten Tuch abgedeckt in einer Schüssel an einem warmen Ort 15 Minuten gehen lassen, bis sich sein Volumen etwa verdoppelt hat.

- Aus dem Teig gleich große Kugeln formen und diese nochmals 10 Minuten gehen lassen. Den Backofen auf 180 °C Umluft vorheizen, das Backblech mit Backpapier belegen. Den Knoblauch abziehen, pressen und mit dem Öl verrühren.

- Die Teigkugeln zu Fladen formen, auf das Backblech legen, mit Knoblauchöl bestreichen, mit Kräutern und Salz bestreuen. Die Fladen im Ofen 25 Minuten goldbraun backen.

Bunte vegetarische Vollkorn-Pizza

Selbst gemachte Pizza schmeckt am besten mit einem Schamott-Pizzastein. Dazu legt man den Pizzastein in den kalten Ofen und lässt ihn auf höchster Stufe ca. 45 Minuten aufheizen. Die Pizza muss dann nur ca. 3 – 5 Minuten backen und wird schön knusprig. Alternativ kann man die Pizza auch für ca. 30 Minuten bei 180 Grad backen – so wie in diesem Rezept.

ca. 12 Stücke • 20 Min. + 20 Min. Gehzeit + 30 Min. Backzeit

Für den Teig: 5 Handvoll Mehl • ein wenig lauwarmes Wasser • ½ Päckchen Hefe • ein wenig Öl • 1 Prise Salz
Für den Belag: 1 Dose passierte Tomaten • ein wenig Gemüse nach Belieben • 1 Prise Salz • ein wenig Paprikapulver • 4 Handvoll geriebener Parmesankäse

- Die Hefe im dem lauwarmen Wasser auflösen.

- Das Mehl in eine Schüssel geben und eine kleine Mulde formen, das Hefe-Wasser hineingeben, Salz und Öl hinzufügen. Alles so lange durchkneten, bis ein fester Teig entsteht (nach Bedarf noch ein wenig Wasser oder Mehl hinzufügen). Den Teig 20 bis 30 Minuten bei Zimmertemperatur gehen lassen.

- Den Backofen auf 180 °C vorheizen.

- Die passierten Tomaten mit Salz und Paprikapulver würzen. Das Gemüse waschen und kleinschneiden.

- Den Pizzateig auf einem gefetteten Blech ausrollen und mit Tomatensauce bestreichen, dann die restlichen Zutaten darauf verteilen. Zuletzt den Pizzakäse darüberstreuen. Die Pizza ca. 30 Minuten im Ofen backen. Heiß servieren.

Gefüllte Paprika aus dem Ofen

Ich liebe gefüllte Paprika und dies ist meine Lieblingsvariante mit Reis, Tomaten, Fetakäse und Frühlingszwiebeln – ein Rezept, das ich von meiner Mutter habe.

Ergibt 1 Teller • 30 Min.

ein wenig Wasser • ½ Tasse Reis • 1 Paprika • ein wenig Olivenöl • 1 Frühlingszwiebel • je 1 Prise Salz und Pfeffer • 1 große Fleischtomate • ein wenig Fetakäse

- Backofen auf 200 °C vorheizen und ein Backblech leicht einfetten.

- Wasser in einem Topf zum Kochen bringen und den Reis dazugeben, umrühren. Hitze reduzieren, abdecken und den Reis in ca. 20 Minuten garkochen. Beiseitestellen.

- Die halbierte Paprika mit der Schnittseite nach unten auf das vorbereitete Backblech geben und 25 bis 30 Minuten im vorbereiteten Ofen rösten, bis sie weich sind und die Haut anfängt, braun zu werden.

- In der Zwischenzeit Olivenöl in einer Pfanne erhitzen. Die Frühlingszwiebel schälen, in Ringe schneiden und mit ein wenig Salz und Pfeffer in der Pfanne 2 bis 3 Minuten anbraten.

- Die Tomate klein schneiden und 5 Minuten mitbraten. Den gekochten Reis dazugeben, alles erhitzen und miteinander vermischen.

- Die Pfanne vom Herd nehmen, den Feta untermischen und die Mischung in die Paprikahälften füllen. Die Paprika zurück in den Ofen geben und weitere 5 Minuten backen. Sofort servieren.

Frozen Joghurt mit Beeren

Eis? Geht immer, selbst wenn zuvor eine ordentliche Pizza und ein kleiner Salat Teil meines Körpers werden durften. Ich sage niemals nein zu Eis. Und bei diesem Frozen Joghurt strahle ich wie ein Honigkuchenpferd.

Ergibt 1 Müslischale • 15 Min.

1 Becher griechischer Sahnejoghurt • 5 Handvoll gefrorene Beeren • ein wenig Ahornsirup • etwas frisches Obst oder Nüsse zum Garnieren

- Den griechischen Joghurt mit den gefrorenen Beeren in einem Mixer pürieren.

- Nach Belieben Ahornsirup dazugeben.

- Den Frozen Joghurt in eine Schüssel geben und mit frischem Obst oder Nüssen garnieren.

Cashew-Mousse-au-Chocolat

Mousse au Chocolat ist ein echter Nachtischklassiker, den wohl jeder schon einmal gegessen hat. Diese gesunde Variante kommt ganz ohne tierische Produkte aus und die Mousse au Chocolat mit Cashewkernen und Kokosöl kommt mit ihrer Konsistenz ziemlich nah an das Original heran.

Ergibt 2 Schälchen • 30 Min. + 6 Std. Einweichzeit + 2 Std. Kühlzeit)

1 Tasse Cashewkerne (ungesalzen) • ein wenig Agavendicksaft • 4 Teelöffel Kokosnussöl • das Mark einer Vanilleschote • ein wenig Wasser • ½ Tasse unbehandeltes Kakaopulver

- Die Cashewkerne für mindestens 6 Stunden (oder einfach über Nacht) in Wasser einweichen. Nach dem Einweichen die Kerne gut abtropfen lassen.

- Anschließend sämtliche Zutaten in einen Mixer geben. Die Masse so lange pürieren, bis sie eine fluffige und cremige Konsistenz hat.

- Die fertige Mousse in den Kühlschrank geben und für mindestens 1 Stunde kalt stellen.

Arabisches Baklava

Baklava wird im arabischen Raum als Dessert oder kleines Gebäck gegessen. Dieses Rezept habe ich von einer sehr guten muslimischen Freundin ergattert.

Ergibt 25 Teilchen • 90 Min.

Für die Füllung: 1 Handvoll Walnüsse • 2 Handvoll Mandeln • ein wenig Honig • ein wenig Zimt
Für den Teig: ½ Packung Blätterteig (aus dem Biomarkt)

- Den Backofen auf 175 °C vorheizen. Eine Auflaufform einfetten.

- Für die Füllung Walnüsse und Mandeln hacken. Zimt und Honig untermischen. Die Mischung in einen Topf geben und 5 Minuten unter Rühren kochen, bis eine sämige Masse entsteht.

- Den Teig Blatt für Blatt verarbeiten. Jeweils 2 Esslöffel der Füllung auf ein Blatt setzen, dann die nächste Lage daraufsetzen (bis zu 16 Blätter hoch).

- Den geschichteten Blätterteig auf ein Brett legen und mit einem scharfen Messer in rautenförmige Stücke schneiden. Die einzelnen Baklavastücke ca. 30 bis 40 Minuten backen.

SPÜRE DEIN HERZ KLOPFEN

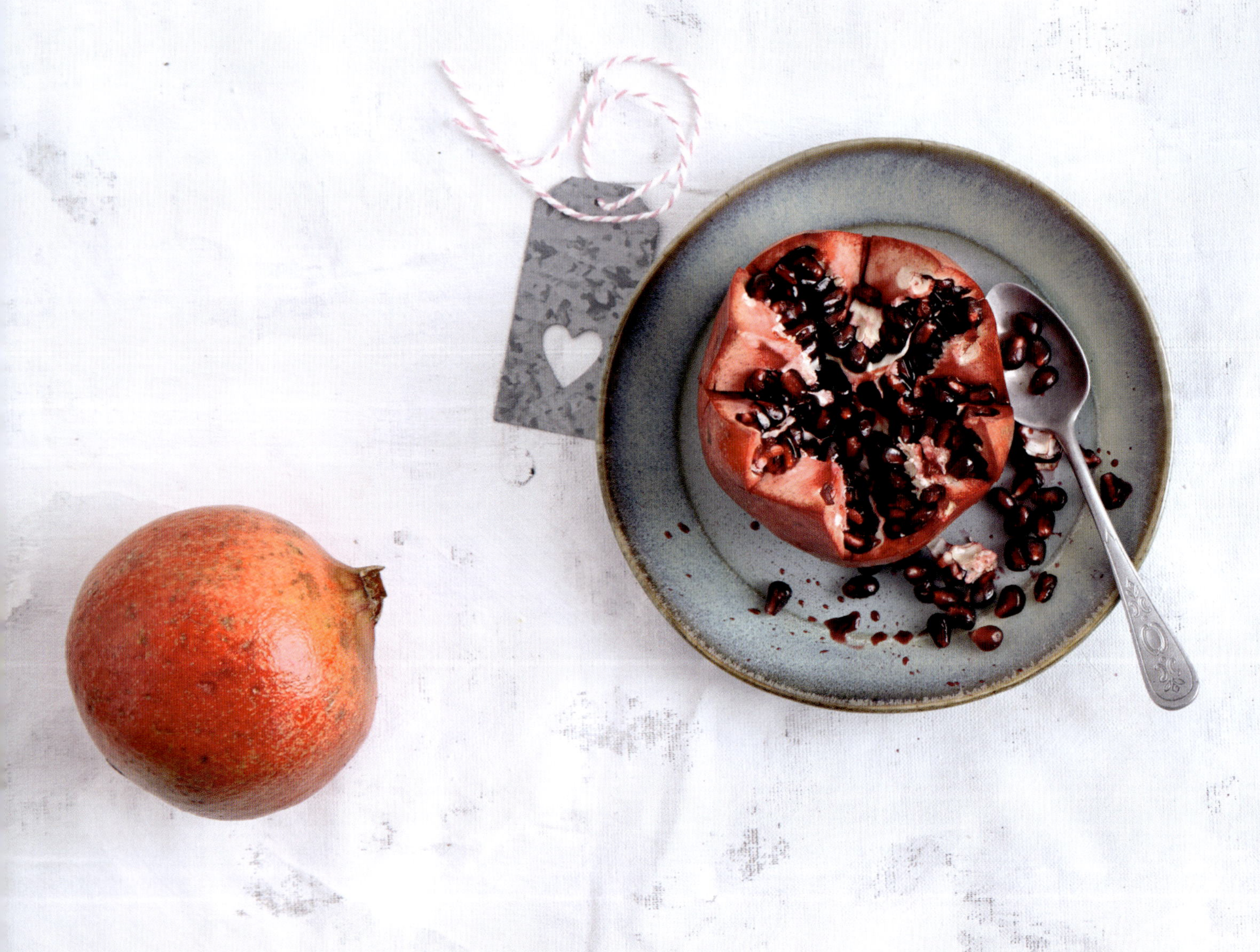

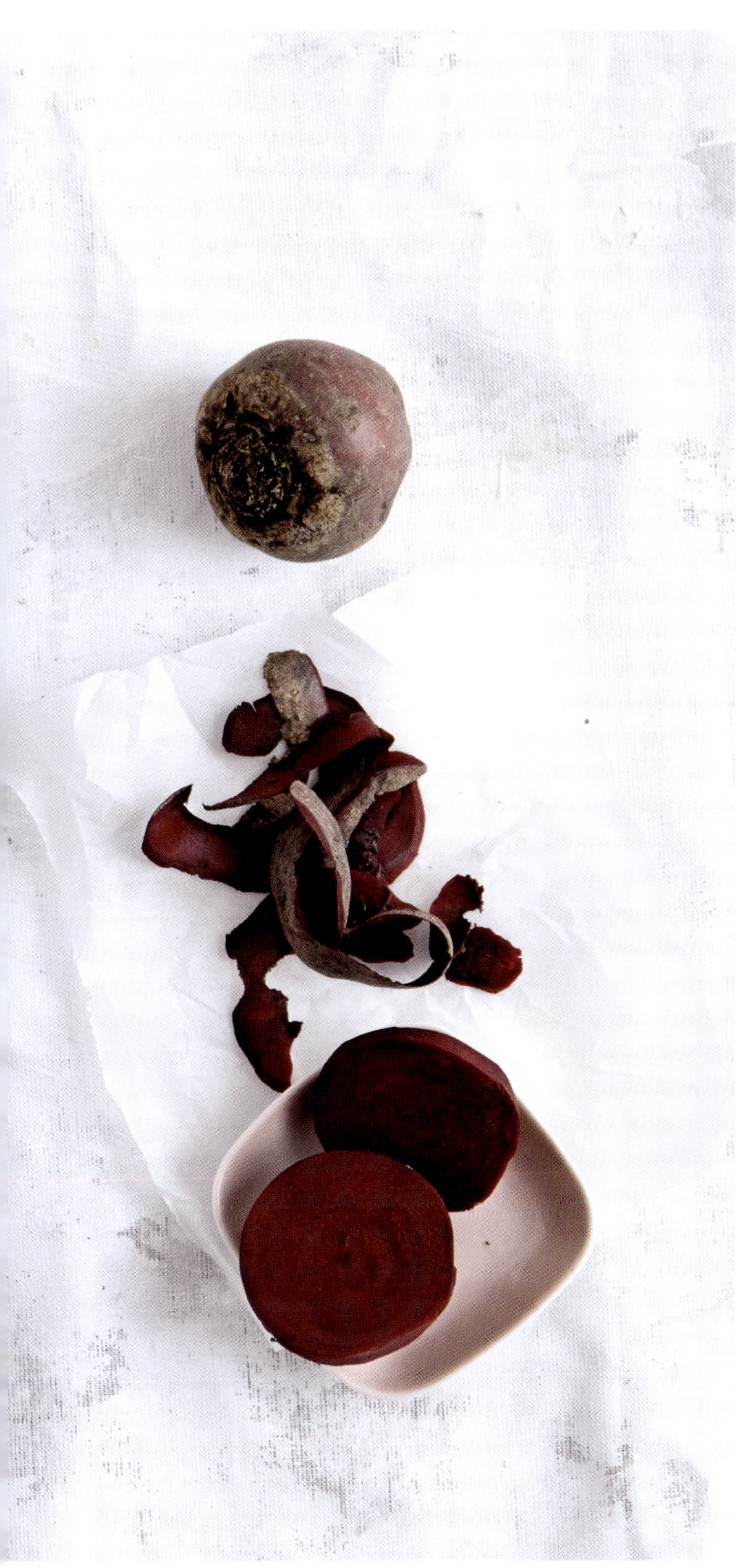

Ein klopfendes Herz kann für verschiedene Emotionen stehen: für Freude oder für Angst. Vor allem aber steht es für eines: für das Leben selbst! Und das müssen Magersüchtige wieder annehmen. Das wichtigste Stichwort ist: Überleben!

Finde dein ganz persönliches Glück

Es hat lange gedauert, bis ich wieder Mut zum Leben hatte. Und wieder den Mut hatte, Ängste zu überwinden. Nicht nur jene, die im Zusammenhang mit der Krankheit stehen. Nein. Auch diejenigen, die mir im Alltag begegnen. Situationen, die mir Angst machen, die mein Herz höherschlagen ließen, jedoch im negativen Sinne. Nach meiner Klinikentlassung setzte ich mir nur ein einziges Ziel: das Leben wieder genießen lernen – mit allen seinen Höhen und Tiefen.

Das Leben wagen!

Ich habe vor allem eines gelernt: Überleben ist für mich nicht dasselbe wie Leben. Ich persönlich verbinde mit »Überleben« immer ein Gefühl der Angst, des »Am-Rande-der Klippe-Stehens«. Das Leben selbst steht für mich im Gegensatz dazu für pures Glück, für Genuss, für Emotionen und, in meinem Fall, dafür, überlebt zu haben.

Eine besonders heikle Situation war es immer, in Gegenwart anderer zu essen oder zu kochen. Auch das habe ich erst wieder langsam erlernen müssen. Mit anderen zusammen in Gemeinschaft zu essen hat mir immer wieder Kraft gegeben und mir gezeigt, dass Essen selbst auch ein Erlebnis sein kann. Und sobald dabei Unsicherheiten auftraten, habe ich mich auf meine Gefühle verlassen können – sie haben sich bis heute immer gegen die Krankheit entscheiden können und ich hoffe so sehr, dass dies auch so bleiben wird. Spüre dein Herz klopfen und fühle in dich hinein – dies ist mit am wichtigsten, wenn du an Magersucht erkrankt bist. Nimm dich und deine Gefühle wieder wahr und ignoriere sie nicht.

Mein Tipp

- Wage das Leben!
- Hör auf dich und das, was dein Herz dir sagt!
- Und pass auf dich auf! Mache dir immer wieder bewusst, wie wichtig du und dein Körper sind!

Auf den nun folgenden Seiten findest du Gerichte, die deinem Herzen guttun. Die »Nummer 1« darin ist: Rote Bete. Diese Rezepte lassen sich auch super gemeinsam kochen. Denn auch die Anwesenheit guter Freunde lässt das Herz in positivem Sinne höherschlagen, oder?

Falafel auf Pfannkuchen

Ich weiß nicht, wie es dir geht, aber ich liebe Falafel. Und ich liebe Hummus. Beides zusammen ist quasi ein unschlagbares Team und genau deshalb wird es auch immer zusammen serviert. Ich möchte euch heute mein Lieblingsrezept für Falafel vorstellen, der sich super mit dem Rote-Bete-Hummus (S. 62) kombinieren lässt.

Ergibt ca. 5 Bällchen • ⏲ 30 Min.

Für die Falafeln: 1 Dose eingelegte Kichererbsen • 1 Scheibe Vollkorntoast • 2 Knoblauchzehen • 1 Zwiebel • ein wenig Petersilie • ein wenig frischer Koriander • ein wenig Kümmel • je 1 Prise Salz und Pfeffer • Saft von 1 Zitrone • ½ Tasse Mehl • ein wenig Öl
Für den Pfannkuchen: 1 Handvoll Mehl • 1 Ei • ein wenig Milch

- Die Kichererbsen abtropfen lassen und das Toastbrot darüberkrümeln. Den geschälten Knoblauch, die zerkleinerte Zwiebel und die gehackte Petersilie dazugeben. Alles mit einem Mixer zerkleinern.

- Den Koriander sowie die Gewürze, den Zitronensaft und das Mehl dazugeben und zu einem Teig verarbeiten. Aus der Masse kleine Bällchen formen. Das Öl in der Pfanne erhitzen und die Bällchen rundum goldbraun braten.

- Die Falafelbällchen auf Küchenpapier abtropfen lassen und auf einem Teller anrichten.

- Aus dem Gemisch aus Mehl, Ei und Milch einen Pfannkuchen braten. Zusammen mit den Falafeln servieren. Dazu schmeckt am besten Rote-Bete-Hummus (S. 62).

Für Experimentierfreudige Die anderen Hummusvarianten passen ebenfalls super zu diesem Gericht.

Dunkle Schokoladen-Trüffel

Eine besondere Art von Pralinen sind Trüffel-Pralinen mit ihrer weichen Füllung – sie sind wunderbar cremig. Pralinen selber machen? Sieht kompliziert aus, ist es aber nicht! Ich verschenke sie gerne – wenn noch welche übrigbleiben, natürlich. Ich genieße sie immer in »Slow Motion«.

Ergibt 20 Trüffel • ⏲ 60 Min.

das Mark einer Vanilleschote • 1 Becher Sahne • 1 Tafel Bio-Zartbitter-Schokolade • ein wenig Butter • ein wenig Zimt • ein wenig unbehandeltes Kakaopulver (zum Wälzen)

- Das Vanillemark mit der Sahne langsam in einem Topf zum Kochen bringen. Den Topf vom Herd nehmen und die Flüssigkeit etwas ziehen lassen, damit sich das Aroma entfaltet.

- Anschließend erneut kurz erwärmen und die gehackte Schokolade langsam darin schmelzen lassen.

- Die Butter und den Zimt dazugeben und rühren, bis eine samtige Masse entstanden ist.

- Die Creme etwas abkühlen lassen, dann ca. 2 Stunden im Kühlschrank fest werden lassen.

- Mit einem Teelöffel kleine Portionen abstechen und diese zügig mit den Händen zu Kugeln rollen. Das Kakaopulver auf einem Teller verteilen und die Kugeln darin wälzen, bis sie vollständig damit überzogen sind.

Für Experimentierfreudige Probiere einfach auch einmal andere Gewürze oder Aromen aus und füge sie der Schokomasse hinzu – bei Pralinen sind besondere Geschmackserlebnisse immer etwas Tolles!

Würziges Früchtebrot

Das Früchtebrot gehört für viele eigentlich in die Weihnachtszeit. Ich finde, dass es das ganze Jahr über den Frühstückstisch bereichern kann. Am besten schmeckt das Früchtebrot pur mit einer dicken Schicht Butter. Da schlägt mein irisches Herz gleich etwas höher.

Ergibt 1 Brot • 20 Min. + 60 Min. Backzeit

3 Tassen Trockenfrüchte (z. B. Aprikosen, Cranberrys, Pflaumen oder Datteln) • 1 Tasse gemischte Nüsse • 4 Handvoll Dinkelmehl • 1 Becher Magerquark • das Mark einer Vanilleschote • 1 Päckchen Backpulver • 1 Prise Salz • 1 Schuss Milch • ein wenig Honig • 2 Eier • ein wenig Öl

- Den Ofen auf 180 °C vorheizen. Die Trockenfrüchte in kleine Stücke schneiden, die Nüsse klein hacken.
- Die übrigen Zutaten in eine Schüssel geben und einen Teig anrühren.
- Die Trockenfrüchte und die Nüsse unter den Teig heben. Eine Kastenform mit Backpapier auslegen, den Teig in die Form füllen und das Früchtebrot ca. 60 Minuten backen. Das fertig gebackene Brot aus der Form nehmen und abkühlen lassen.

Aufstrich mit Feta und Granatapfel

Dieser etwas andere Brotaufstrich schmeckt super auf dunklem Sauerteigbrot. Das salzige Aroma des Fetakäses und der fruchtige Geschmack der Granatapfelkerne harmonieren wunderbar.

Ergibt 1 Schälchen • 15 Min.

2 Handvoll Feta • 1 Becher Vollmilchjoghurt • 1 Zwiebel • ½ Paprika • je 1 Prise Salz und Pfeffer • ½ Granatapfel • ein wenig frische Minze

- Den Feta mit einer Gabel zerdrücken und mit dem Joghurt verrühren.
- Zwiebel und Paprika sehr klein hacken und unterrühren. Mit Salz und Pfeffer würzen.
- Die Kerne aus dem Granatapfel lösen. Minze waschen, trocken tupfen und grob hacken.
- Minze und Granatapfelkerne auf den Dip geben.

Kirsch-Chia-Samen-Marmelade

Ein Klassiker in neuem Gewand. Die Chia-Samen geben der Marmelade das nötige Flair.

Ergibt 1 Glas • ca. 50 Min.

4 Handvoll frische Kirschen • 1 Tasse Gelierzucker • ein wenig Zitronensaft • 1 Handvoll Chia-Samen
Außerdem: 1 verschließbares Glas

- Die gewaschenen und entkernten Kirschen halbieren und in einen Topf geben.
- Den Gelierzucker dazugeben, alles leicht pürieren und dann aufkochen lassen.
- Den Zitronensaft hinzufügen und die Mischung 5 Minuten weiter köcheln lassen, dabei immer wieder umrühren.
- Die Masse durch ein Sieb geben, sofort in das Glas füllen und verschließen.

» Würziges Früchtebrot

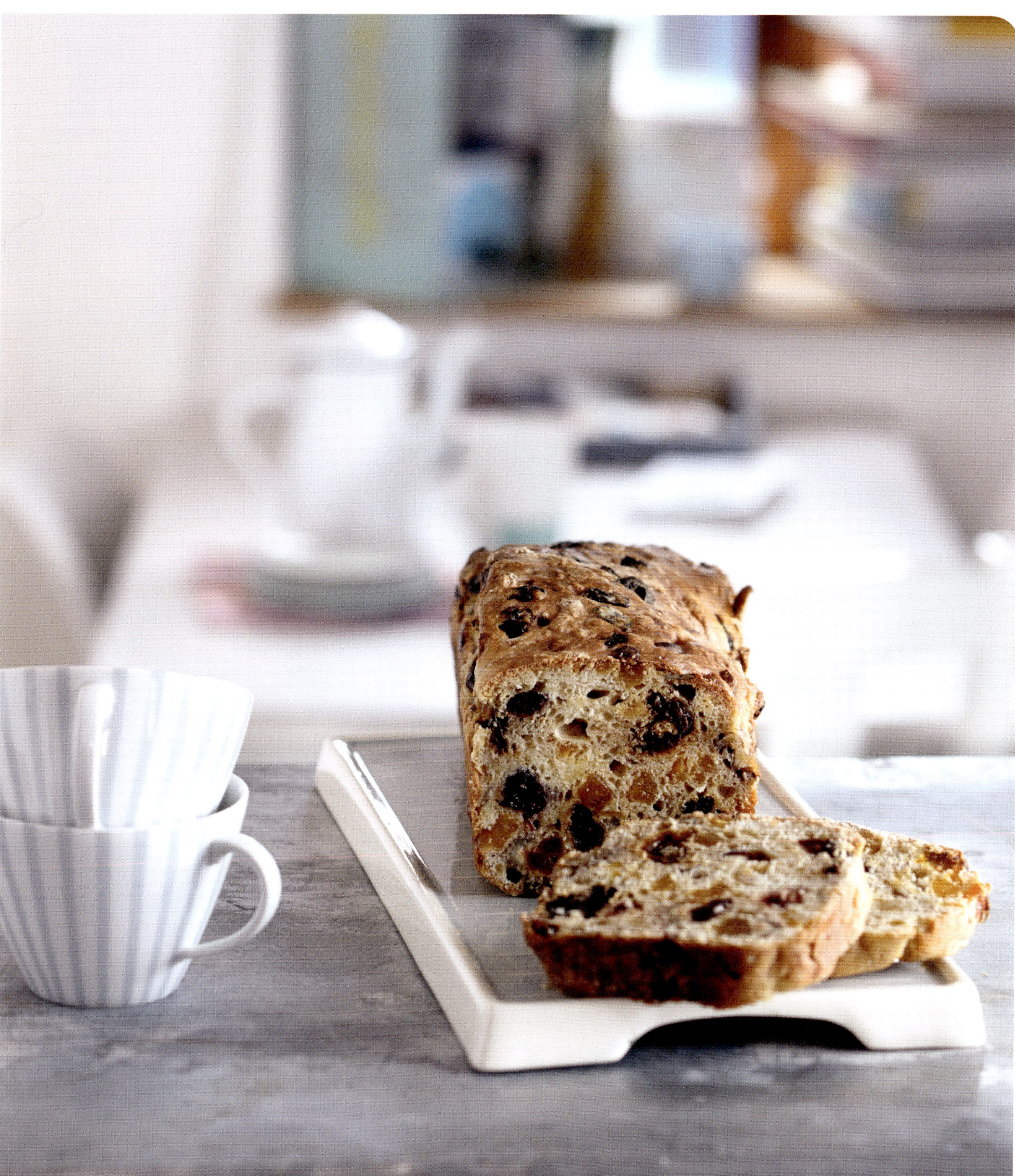

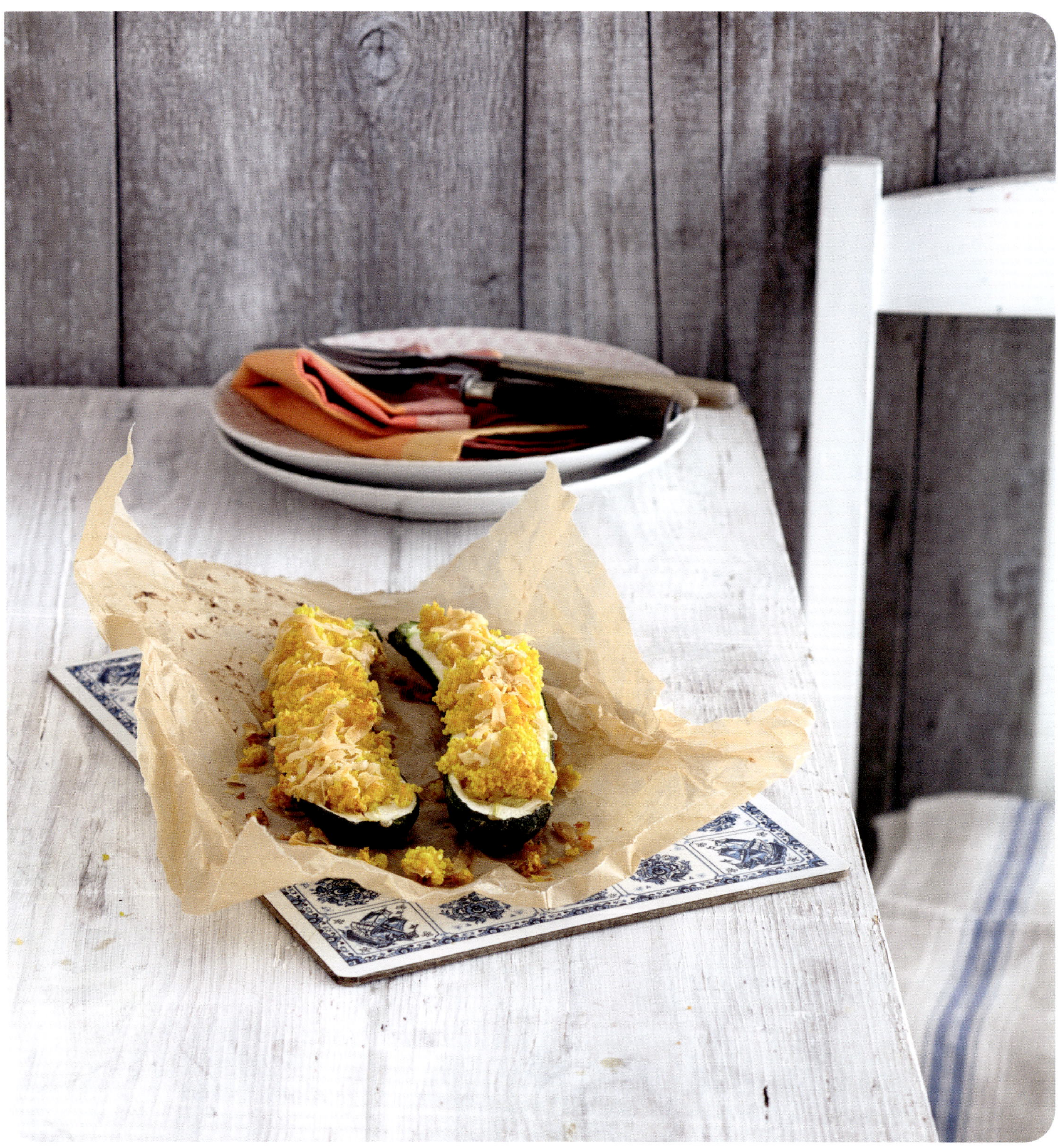

Beerensalat mit Ahornsirup

Ob mit Joghurt, zu Eis oder einfach nur pur – mit einem Beerensalat kann man einfach nur richtig liegen! Der Salat eignet sich perfekt zum Frühstück – mit einer Kugel Vanilleeis wird er dann zum Dessert.

Ergibt 1 Schälchen • 15 Min.

1 Handvoll Himbeeren • 1 Handvoll Heidelbeeren • 1 Handvoll Brombeeren • 1 Handvoll Erdbeeren • Saft von 1 Zitrone • ein wenig Ahornsirup

- Die Himbeeren, Heidelbeeren, Brombeeren und Erdbeeren waschen, verlesen, abtropfen lassen und trocken tupfen.

- Alle Früchte mit Ahornsirup und Zitronensaft vermischen. Den Salat abgedeckt kurz ziehen lassen.

Für Experimentierfreudige Zu diesem Salat ist eine Kugel Vanilleeis die Krönung!

Pink Pancakes

Diese Pfannkuchen sind nicht nur optisch ein Hingucker, sondern schmecken auch einfach herrlich.

Ergibt 2 Pfannkuchen • ca. 20 Min.

2 Handvoll Mehl • 1 Ei • 1 Tasse Rote-Bete-Saft • 2 Schuss Milch • ein wenig Salz • ein wenig Olivenöl

- Alle Zutaten bis auf das Öl miteinander verrühren und den Teig ca. 5 Minuten ruhen lassen.

- Das Öl in einer Pfanne erhitzen, die Hälfte des Teigs hineingeben und einen Pfannkuchen backen. Bitte darauf achten, den Pfannkuchen nicht zu lange in der Pfanne zu lassen, da er sonst die Farbe verliert und zu dunkel wird. Aus dem Rest des Teigs einen zweiten Pfannkuchen backen.

- Die Pfannkuchen pur essen oder beliebig füllen (z. B. mit Frischkäse).

Gefüllte runde Zucchini

Eines meiner Lieblingsgerichte, das noch dazu super schnell vorzubereiten ist. Einfach ideal nach einem langen Arbeits- oder Unitag.

Ergibt 2 Teller • 30 Min.

1 Zucchini • 1 Tasse Couscous • 1 Tasse Gemüsebrühe • ein wenig Kurkumapulver • ein wenig Olivenöl • ein wenig geriebener Goudakäse (nach Belieben)

- Zucchini säubern, der Länge nach halbieren und mit einem Löffel die Kerne entfernen.

- Den Couscous mit der Gemüsebrühe, Kurkuma und Öl in einer Pfanne erhitzen, dann ca. 2 Minuten quellen lassen.

- Die Zucchinihälften in eine Form geben, nach Belieben würzen und mit der Couscousmasse füllen. Den Käse darübergeben.

- Das Gemüse im vorgeheizten Ofen bei 160 °C ca. 25 Minuten backen.

« Gefüllte runde Zucchini

Kalte Tomatensuppe

Besonders an heißen Tagen ist diese Suppe einfach wunderbar. Gerne reiche ich dazu Bruschetta oder Brot.

Ergibt 2 Teller • 1 Std. + 30 Min. Kühlzeit

4 große Tomaten • 1 Knoblauchzehe • ein wenig Olivenöl • 1 Tasse Gemüsebrühe • ein wenig Salz und Pfeffer

- Den Stielansatz der Tomaten entfernen, Tomaten kleinschneiden. Knoblauch abziehen.
- Sämtliche Zutaten in einen Mixer geben und zu einer cremigen Masse pürieren. Mit den Gewürzen abschmecken.

Feurige Parmesankekse

Herzhafte Parmesankekse sind ein wunderbarer Snack für zwischendurch.

Ergibt 15 Kekse • 30 Min.

4 Handvoll gehobelter Parmesan • einige Chiliflocken • je 1 Prise Salz und Pfeffer

- Den Backofen auf 200 °C vorheizen.
- Parmesan grob reiben. Mit Chiliflocken, Salz und Pfeffer gut mischen.
- Die Mischung häufchenweise auf ein mit Backpapier belegtes Backblech geben und die Häufchen flach drücken.
- Die Kekse im vorgeheizten Backofen 6 bis 8 Minuten goldbraun backen, dann abkühlen lassen und vom Backblech lösen.

Geröstete Möhren mit Pesto

»Ich mache schnell einmal einen Salat.« Der ist zwar fix gemacht, schmeckt manchmal aber ein bisschen langweilig, oder? Diese gerösteten Möhren sind einfach herrlich und eine wunderbare Abwechslung zum gewohnten Grün.

Ergibt 2 Teller • 30 Min.

4 Möhren • je 1 Prise Salz und Pfeffer • 1 Schuss Olivenöl • ein wenig Petersilie • 1 Handvoll Mandeln • ein wenig geriebener Parmesan • 1 Knoblauchzehe

- Die Möhren gründlich waschen, schälen und der Länge nach halbieren.
- Das Gemüse auf ein Backblech legen, mit Salz und Pfeffer würzen und mit Olivenöl beträufeln.
- Die Möhren bei 200 °C ca. 15 Minuten im Ofen rösten.
- Die Petersilie hacken, Mandeln mahlen, Parmesan und die abgezogene und geriebene Knoblauchzehe dazugeben. Einen kleinen Schuss Öl hinzufügen und alles mischen. Nun das Pesto auf die gerösteten Möhren geben.

Schoko-Kirsch-Muffins

Diese Muffins sind unglaublich schnell und einfach gemacht und abgesehen von den Kirschen auch nur mit Zutaten, die ich immer im Haus habe, und vor allem ohne irgendwelches »Ersatz-Zeugs« wie künstliche Zusatzstoffe – genau so, wie ich es gern habe.

Ergibt 12 Muffins • 60 Min.

das Mark einer Vanilleschote • 1 Tasse Milch • ein wenig Öl • 1 Tasse Mehl • ein wenig Honig • 1 Päckchen Backpulver • ½ Tafel Bio-Zartbitter-Schokolade • 4 Handvoll frische Kirschen (entsteint) • ein wenig Erdnussbutter • 1 Prise Salz

- Den Backofen auf 180 °C vorheizen. Die Vanilleschote aufschneiden und das Mark aus der Schote kratzen. Mit der Milch und dem Öl vermengen.
- Mehl, Honig und Backpulver in einer separaten Schale ebenfalls miteinander vermischen, dann mit der Öl-Vanille-Mischung verrühren.
- Die Schokolade klein hacken. Kirschen abtropfen lassen und mit der Erdnussbutter und dem Salz in den Teig einrühren. Die Muffinförmchen bis zur Hälfte mit Teig füllen und ca. 20 Minuten backen.

Vanillekuchen mit Johannisbeeren

Kleine Beeren verdienen einen kleinen Kuchen. Das süßliche Aroma der Vanille passt perfekt zur sauren Johannisbeere – ein tolles Team.

ca. 12 kleine Stücke • 60 Min.

2 Tassen brauner Zucker • 3 Esslöffel Butter • 2 Eier • das Mark einer Vanilleschote • 4 – 5 Handvoll Dinkelmehl • 1 Päckchen Backpulver • ½ Tasse Vollmilch • 4 Handvoll frische Johannisbeeren

- Den Backofen auf 180 °C vorheizen. Eine kleine Kuchenform einfetten.
- Zucker und Butter in einer großen Schüssel cremig rühren. Die Eier nacheinander hinzufügen und das Vanillemark einrühren.
- Mehl und Backpulver vermischen, zur Buttermischung geben und gut verrühren.
- Die Milch einrühren, bis der Teig weich und geschmeidig ist, dann die Johannisbeeren dazugeben.
- Den Teig in die vorbereitete Backform geben und 30 bis 40 Minuten im vorgeheizten Backofen backen.

Ingwertee mit Minze

Guter Ingwertee lässt sich schnell zubereiten. Alles, was du dazu benötigst, ist frischer Ingwer und eine Ingwerreibe. Denn wenn du den Ingwer reibst, hast du die beste Ausbeute und der Tee wird schön kräftig.

1 große Tasse • 15 Min.

1 kleines Stück Ingwer • ein paar Stangen frische Minze • 1 große Tasse heißes Wasser • ein wenig Honig (nach Belieben)

- Den Ingwer schälen, reiben und in eine Teekanne geben.
- Die Minzblätter abzupfen, klein schneiden und dazugeben.
- Das Ganze mit heißem Wasser übergießen und mindestens 10 Minuten ziehen lassen.
- Den Tee absieben und nach Wunsch mit Honig süßen.

WERDE EIN (ÜBER-)LEBENSGOURMET

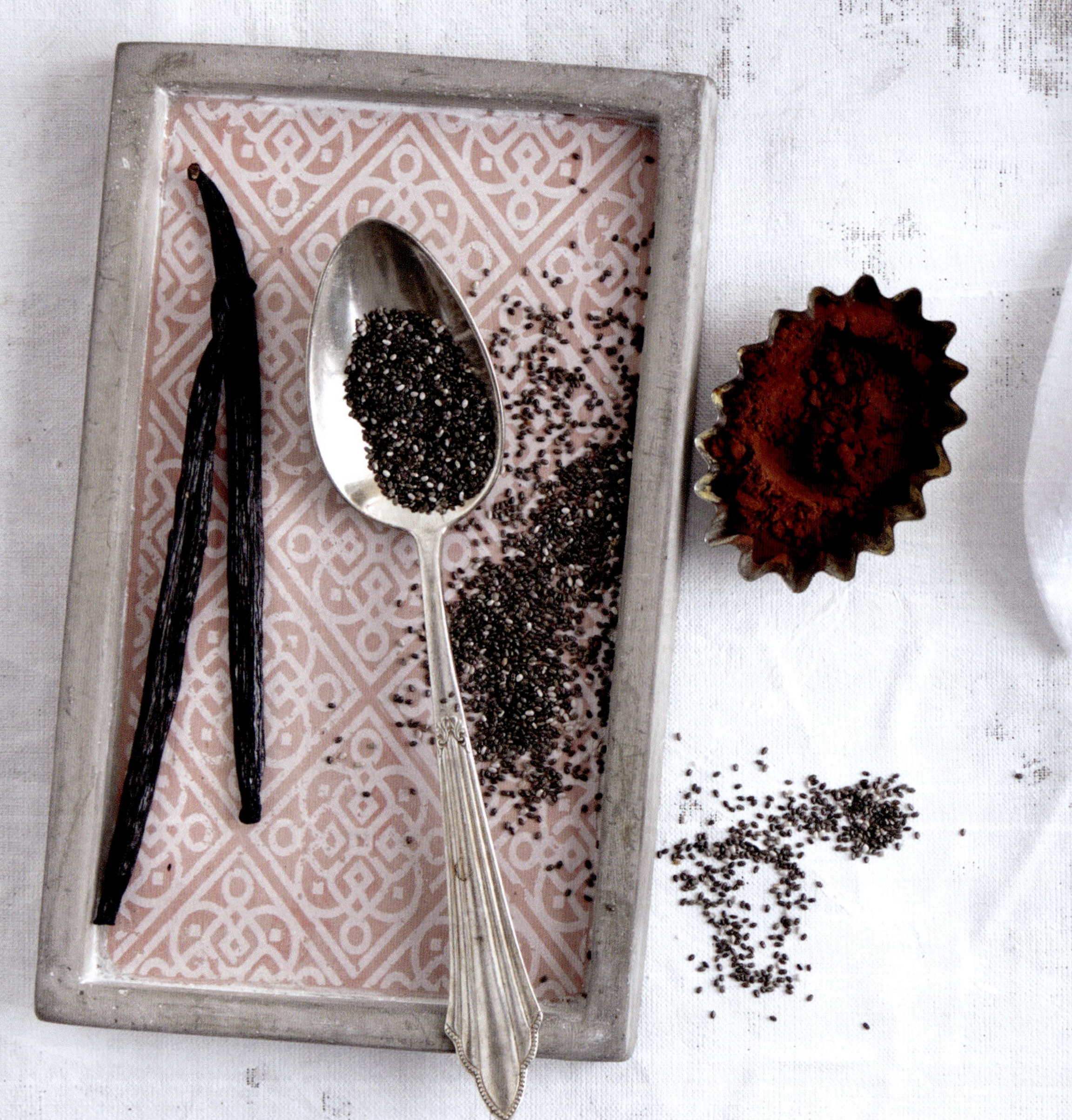

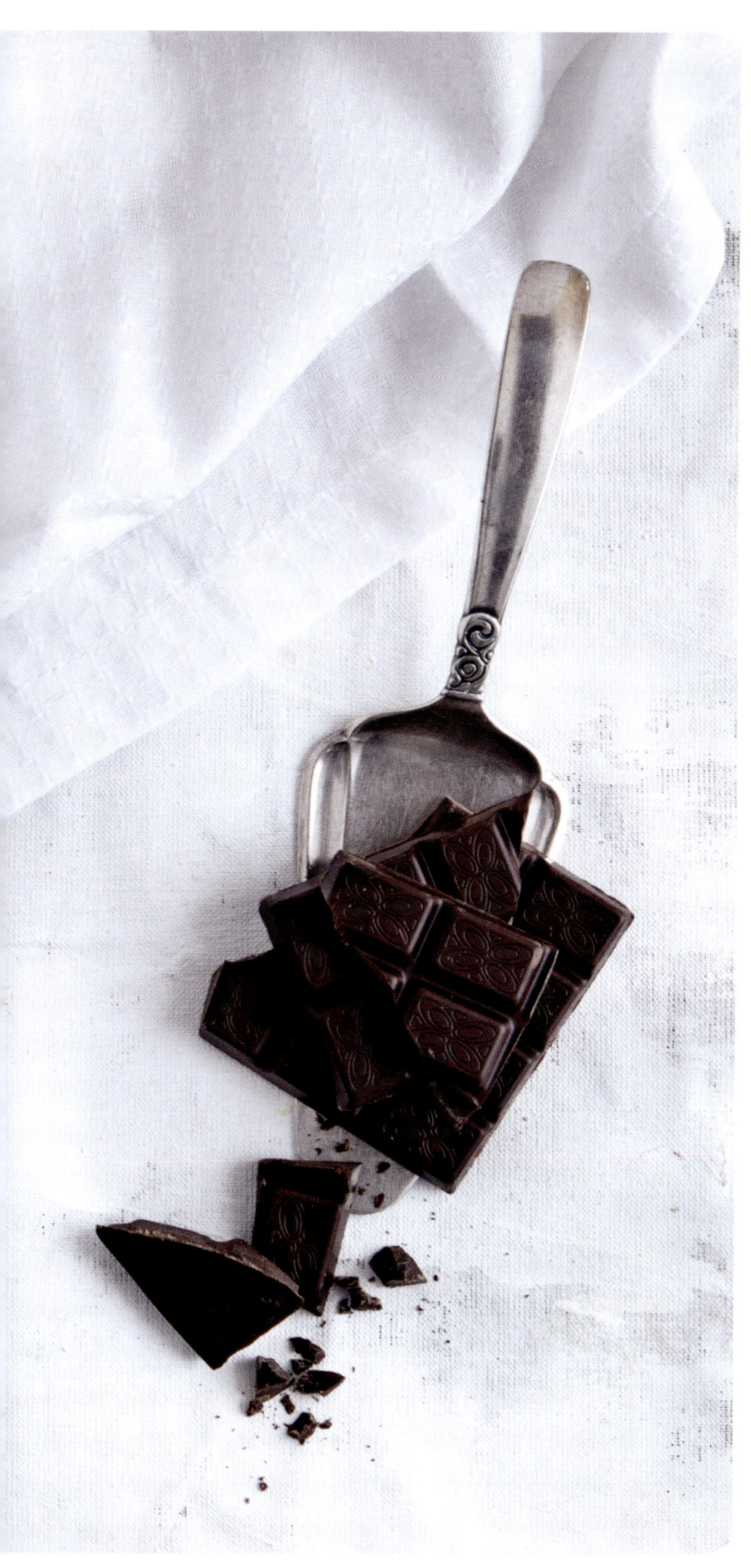

Ich hoffe, dir hat die kleine Reise durch meine Welt gefallen und du konntest einige Ideen, Tipps und vor allem auch leckere Rezepte mitnehmen, die dich auf deinem Weg der Genesung begleiten. Meine Lieblingsrezepte mit Gute-Laune-Garantie habe ich für dieses Kapitel aufgespart – schau selbst!

Überwinde die Magersucht

Hier möchte ich dir zum Abschluss noch einmal einen kleinen persönlichen Mutmacher mit auf den Weg geben, falls du zwischendurch mal wieder unsicher werden solltest:

Auch bei mir ist heute noch nicht alles immer super – selbst wenn dieses Buch mehr von der schönen und aufregenden Seite meines Lebens erzählt. Es gibt immer wieder Hürden zu überwinden. Im Dezember 2016 beispielsweise ist bei mir die Autoimmunerkrankung »Hashimoto« diagnostiziert worden. Bei dieser Krankheit zerstört der Körper langsam die Schilddrüse, die nun einmal leider an so vielen verschiedenen Prozessen im Körper beteiligt ist. Behandelt man diese Krankheit nicht richtig, kann es zu vielen Symptomen kommen, unter anderem auch zu einer unkontrollierten Gewichtszunahme. Als ich verstanden habe, was diese Krankheit bedeutet, war ich erst einmal geschockt. Weniger über die Diagnose oder die Krankheit an sich, sondern vielmehr darüber, dass ich persönlich mit dem Begriff »unkontrollierte Gewichtszunahme« stark zu kämpfen hatte. Knapp vier Jahre nach meiner Behandlung der Magersucht hätte ich nicht gedacht, dass mich diese zwei Worte in Zusammenhang mit dieser Krankheit noch einmal so verunsichern könnten.

Achtsamkeit hilft

Doch heute geht es mir gut, ich bin in Behandlung, um möglichst gut mit der Hashimoto-Erkrankung zu leben. Durch diese besondere Erfahrung habe ich realisiert, dass ich ein Leben lang mit Magersucht zu tun haben werde und dass die verschiedensten Veränderungen im Leben die Krankheit immer wieder von Neuem ein wenig präsenter machen können. Deshalb kann und möchte ich jetzt, so viele Jahre nach dem Überwinden der Krankheit ohne Rückfall, dennoch nicht von einem Sieg über die Magersucht sprechen. Ich habe akzeptiert, dass diese mich mein Leben lang immer ein Stück begleiten wird. Allerdings liegt es an mir und meinem Willen, die Krankheit nicht wieder zum Mittelpunkt meines Lebens werden zu lassen.

Also: Lebe anstatt bloß zu überleben! Lebe mit allen Sinnen!

Und passenderweise findest du hier nun, wie angekündigt, zum Abschluss meine absoluten Lieblingsrezepte, die bei mir mindestens einmal in der Woche auf dem Speiseplan stehen.

Tomaten-Käse-Scones

Eines meiner absoluten Lieblingsrezepte aus Irland. Die Scones sind einfach lecker nur mit ein wenig Butter bestrichen und super auch für zwischendurch.

ca. 10 Stück • 60 Min.

6 Handvoll Mehl • je 1 Prise Salz, Muskat, Paprikapulver und Pfeffer • ½ Päckchen Backpulver • ein wenig italienische Kräuter (z. B. Rosmarin, Thymian und Salbei) • ½ Packung Butter (125 g) • ein wenig irischen Cheddar-Käse • 2 Handvoll getrocknete Tomaten • 1 Ei • 1 Tasse Milch

- Den Backofen auf 220 °C vorheizen.
- Mehl, Gewürze und Backpulver zusammen in einer Schüssel verrühren. Butter in Würfel schneiden und unterheben.
- Nun den Käse und die klein geschnittenen Tomaten dazugeben und alles gut mixen.
- Das Ei in einer kleinen Schüssel verrühren und dabei schaumig schlagen, die Milch dazugeben. 2 Esslöffel von der Masse beiseitestellen, den Rest zur Mischung hinzufügen und vermischen.
- Den Teig nun ausrollen und daraus runde Scones formen.
- Die Scones mit dem restlichen Milch-Ei-Mix bestreichen und ca. 15 Minuten backen, bis sie schön goldbraun sind.

Omas Möhrengemüse

Omas Küche und ihre Rezepte sind einfach immer super. Das war früher so und hat sich bis heute nicht verändert. Und ihr Möhrengemüse, wie in diesem Rezept beschrieben, ist unglaublich lecker – wenn ich einmal zwischendurch von meinem Studium in Irland nach Hause kommen, dann lautet die erste Frage meist: »Nadine, möchtest du morgen Möhrengemüse?« Und meine Antwort, die kannst du dir bestimmt denken, oder?

Ergibt 1 Teller • 30 Min.

3 Möhren • 2 Kartoffeln • 1 Zwiebel • ein wenig Butter zum Braten • ein wenig Salz

- Die Möhren und Kartoffeln waschen und schälen. Die Zwiebel schälen und in Würfel schneiden.
- Die Kartoffeln ca. 20 Minuten garen, die Möhren 10 Minuten dünsten.
- Ein wenig Butter in einer Pfanne erhitzen und die Zwiebelwürfel darin glasig dünsten. Nun die Kartoffel-Möhren-Mischung unterrühren und eine Prise Salz hinzufügen.
- Mit einem Pfannkuchen (S. 89) ist das Mittagessen perfekt.

Mein Tipp Schaue in Kochbücher und lass dich inspirieren. Welche Lieblingsrezepte hast du?

Kokosjoghurt mit Granatapfel

Vor ein paar Jahren noch gelang der Mandelmilch ein Siegeszug, dann kamen die Chia-Samen, Pizzateig aus Blumenkohl, Green Smoothies und jetzt eben Kokosjoghurt, genau genommen Kokosmilchjoghurt.

Ergibt 2 Müslischalen • 15 Min. + 1 Tag Ruhezeit

½ TL Probiotika (Joghurtkulturen aus der Apotheke) • 5 Tassen Kokosmilch • ein wenig Agar-Agar (vegetarische »Gelatine«) • ein wenig Ahornsirup • ½ Granatapfel

- 3 bis 4 Weckgläser mit kochendem Wasser ausspülen.

- Die Joghurtkulturen mit der Hälfte der Kokosmilch gut auflösen. Die restliche Kokosmilch in einem kleinen Topf erhitzen, aber nicht aufkochen und das Agar-Agar und den Ahornsirup darin auflösen. Die Mischung auf ca. 38 °C abkühlen lassen. Die lauwarme Kokosmilch zur Kokosmilch mit den Probiotika geben, alles gut umrühren.

- Die Flüssigkeit in die Gläser umfüllen – Deckel nur leicht verschließen – und an einem dunklen Ort bei Zimmertemperatur ca. 12 Stunden ruhen lassen.

- Den Joghurt einmal gut durchrühren und in den Kühlschrank stellen (das stoppt die Fermentation und sorgt dafür, dass der Joghurt eine festere Konsistenz bekommt). Der Joghurt hält sich gekühlt maximal 5 Tage.

- Den Joghurt aus dem Kühlschrank nehmen. Den Granatapfel halbieren, die Kerne aus einer Hälfte heraustrennen und mit dem Joghurt mischen.

Zu schwer? Gerne kannst du auch einfach Naturjoghurt nehmen, den du mit Kokosmilch und frischen Kokosflocken verfeinerst.

Gebackene Früchte mit Zabaione und Karamellnüssen

Viele Zutaten ergeben ein wunderbares Dessert!

Ergibt 4 Teller • 30 Min.

4 Handvoll Mandel- und Walnusskerne • ein wenig Butter • ein wenig Honig • 2 Orangen • 4 Handvoll Weintrauben • 2 Äpfel • 2 Birnen • 4 frische Eigelb und 1 Ei • 1 Handvoll Zucker • Saft von 1 Zitrone • ein wenig Crème fraîche

- Für die Karamellnüsse Mandeln und Walnüsse grob hacken. Butter in einer Pfanne schmelzen. Nüsse und Mandeln darin unter Wenden rösten. Mit Honig beträufeln und karamellisieren. Die Nüsse auf ein Stück Backpapier geben, dabei flach ausbreiten und fest werden lassen.

- Orangen schälen und klein schneiden, den Saft auffangen. Trauben waschen und halbieren. Äpfel und Birnen waschen, vierteln, entkernen, in Spalten schneiden. Die Früchte mit dem Orangensaft mischen.

- Den Backofen auf 200 °C vorheizen. 4 ofenfeste Schälchen einfetten.

- Die Früchte darin verteilen und im heißen Ofen ca. 15 Minuten backen.

- In der Zwischenzeit Eigelb, Ei, Zucker und Zitronensaft verrühren und im heißen Wasserbad 8 Minuten cremig aufschlagen. Kräftig weiterschlagen und die Crème fraîche nach und nach unterrühren.

- Die Zabaione auf den Früchten verteilen und unterm heißen Backofengrill 3 Minuten überbacken. Die Karamellnüsse darüberstreuen.

» Gebackene Früchte mit Zabaione und Karamellnüssen

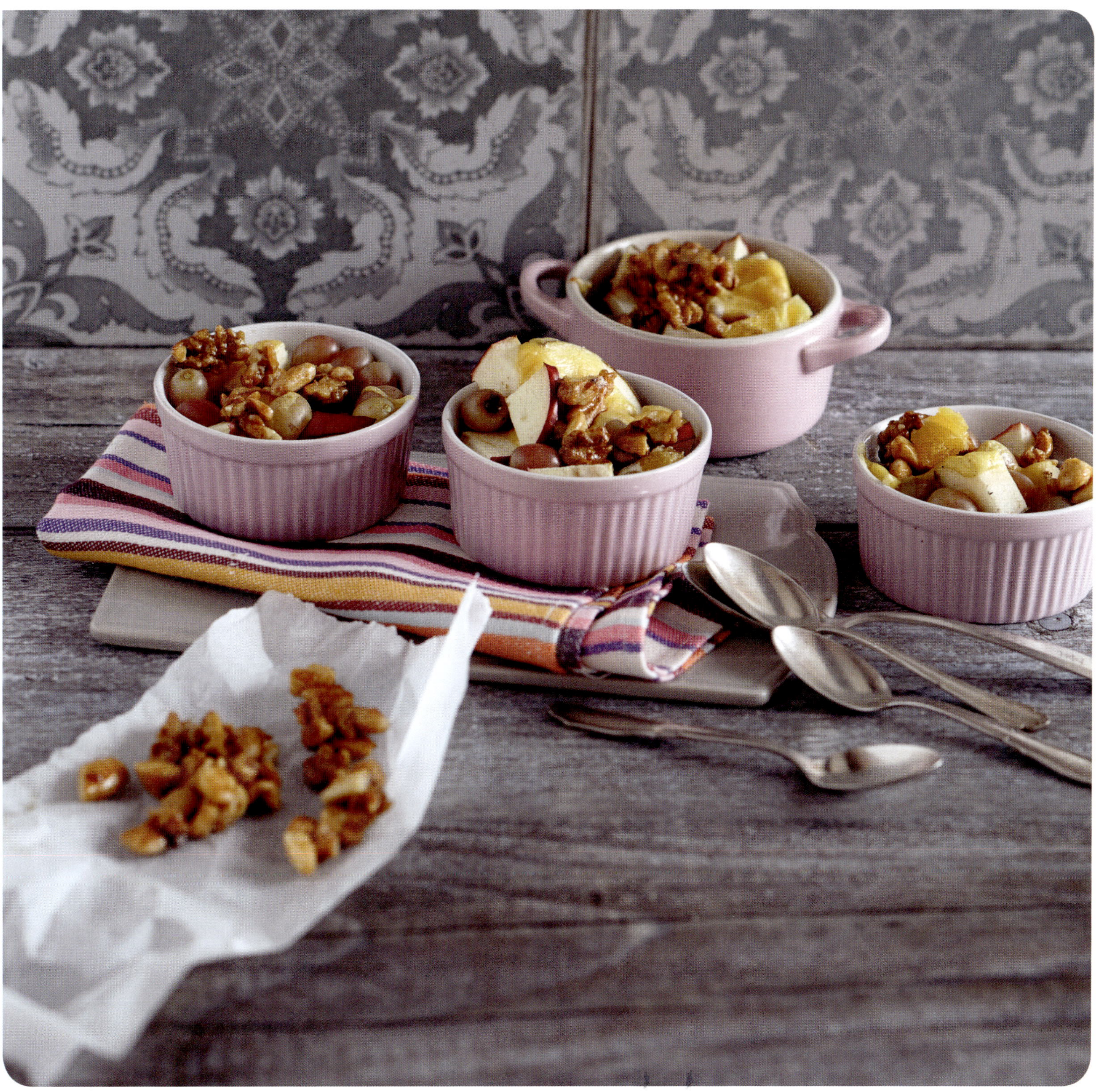

Schoko-Cornflakes

Wir alle kennen noch die leckeren Cornflakes aus der Kindheit, die die Milch immer »wie durch Zauberhand« wie Kakao aussehen lassen. Heute wissen wir, dass diese leider ziemlich zuckerhaltig sind. Hier nun eine gesündere Variante der beliebten Frühstücksflocken.

Ergibt ca. 4 Müslischalen • 30 Min.

4 Handvoll Puffreis • 4 Schuss Kakaopulver • das Mark einer Vanilleschote • 4 Esslöffel Kokosöl • 4 EL Honig

- Den Backofen auf 160 °C vorheizen. Den Puffreis in eine große Schüssel füllen.
- Die Vanilleschote aufschneiden, das Mark aus der Schote kratzen und in einer kleineren Schüssel mit dem Kakaopulver mischen.
- Kokosöl und Honig in einer kleinen Pfanne schmelzen, dann den Kakao-Mix hinzufügen.
- Die Mischung mit dem Puffreis vermengen.
- Nun alles auf einem Backblech verteilen und im Ofen ca. 10 Minuten backen, bis die Flocken schön knusprig und trocken sind (eventuell nach der Hälfte der Backzeit das Backblech einmal kurz schütteln).
- Die Cornflakes kurz abkühlen lassen und mit frischer Milch genießen!

Irischer Banoffee Pie

Etwas aufwendig, aber einfach super lecker!

Ergibt 4 Schälchen • 2 Std. + 1 Std. Kühlzeit

1 Dose Kondensmilch • 1 Packung Kekse (nach Belieben) • ein wenig Butter • 4 Bananen • 1 Becher Schlagsahne • ein wenig Kakaopulver

- Die ungeöffnete Kondensmilchdose für 2 Stunden in kochendes Wasser legen, dabei darauf achten, dass die Dose immer voll mit Wasser bedeckt ist, sonst kann sie explodieren! Auf keinen Fall die Dose vor oder während des Kochens öffnen. Danach gut abkühlen lassen.
- Die Butter in einer Pfanne schmelzen. Die Kekse zerbröseln und mit der zerschmolzenen Butter mischen.
- Auf einem großen Teller die Keksmischung anrichten und fest andrücken. Den Keksboden ca. 1 Stunde im Kühlschrank fest werden lassen.
- Die abgekühlte Kondensmilchdose öffnen. Nun in jeweils einer Schicht das Toffee (das ist der Inhalt der gekochten Kondensmilchdose), die geschälten und in Scheiben geschnittenen Bananen und die Sahne aufschichten.
- Den Pie mit Schokopulver verschönern. Er schmeckt fast noch besser, wenn er ein paar Stunden steht.

Schoko-Erdnuss-Pudding

Eine gesunde Schokopudding-Variante? Ja, das geht!

Ergibt 4 Müslischalen • 35 Min. + 3 Std. Kühlzeit)

2 Handvoll Chia-Samen • 3 Tassen Milch • ein wenig Kakaopulver (unbehandelt) • ein wenig Honig • das Mark einer Vanilleschote • 1 Prise Salz • 2 EL Erdnussbutter (ohne Zucker) • ½ Orange • 1 Mandarine

- In einer Schüssel Chia-Samen, Milch, Kakaopulver, Honig, Vanillemark und eine Prise Salz vermengen.
- Die Schüssel mindestens 3 Stunden oder über Nacht im Kühlschrank aufbewahren.
- Die Mischung in einen Standmixer geben und pürieren, bis ein cremiger Pudding entstanden ist.
- Den Schokopudding in Schalen geben und mit klein geschnittenen Orangen- und Mandarinenspalten dekorieren.

Nuss-Zimt-Müsli mit Beeren

Dieses Müsli sorgt für einen super Start in den Tag und kann mit der Zimtnote besonders punkten.

Ergibt 2 Schalen • 30 Min.

4 Handvoll Haferflocken • 3 Handvoll Nüsse • 3 Handvoll frische Beeren (z. B. Erdbeeren, Himbeeren oder Heidelbeeren) • ein wenig Zimt • ein wenig frische Vollmilch

- Haferflocken, Nüsse, Beeren und Zimt miteinander vermengen und mit frischer Milch bedecken. Lecker!

Bunte Rohkost-variation mit Dip

Rohkost geht einfach immer und ist auch immer super leicht gemacht.

Ergibt 1 Teller • 30 Min.

verschiedene Gemüsesorten (nach Belieben) • 1 Tasse Naturjoghurt • 1 Tasse Quark • frische Kräuter (nach Belieben) • 1 Prise Salz

- Das Gemüse putzen, waschen und klein schneiden.
- Für den Dip alle übrigen Zutaten vermischen und abschmecken, dann genießen!

Irische Karamell-Fudges

Einfach echt irisch und bei den Iren zu jeder Jahreszeit beliebt (im Grunde genommen gibt es ja auch nur eine, es ist schließlich immer sehr mild)!

Ergibt ca. 30 Stück • 60 Min.

1 Tasse Milch • 1 Tasse Kondensmilch • 3 Handvoll Zucker • ein wenig leicht gesalzene Butter • 1 Päckchen Vanillezucker

- Eine rechteckige Form mit Backpapier auslegen.

- Alle Zutaten in einen Topf geben und aufkochen lassen (aufpassen, dass der Zucker nicht verbrennt!). Nun die Hitze herunterschalten und die Mischung ca. 12 Minuten köcheln lassen.

- Den Topf vom Herd nehmen. Jetzt die Masse in die mit Backpapier ausgelegte Form gießen und ein paar Stunden abkühlen lassen (geht auch über Nacht im Kühlschrank).

- Die Platte in Stücke schneiden und die Fudges genießen.

Minz-Schoko-Milchshake

Eine wunderbar frische Alternative zum normalen Milchshake.

Ergibt 1 Glas • 15 Min.

1 Glas frische Milch • einige Eiswürfel • 2 TL gesüßtes Kakaopulver • ein wenig frische Minze

- Milch und Kakaopulver verrühren. Das Eis in einen Plastikbeutel geben und zerkleinern. Nun zum Getränk geben.

- Die frische Minze in einem Mixer zerkleinern und hinzufügen, genießen!

Caffè Mocha

Dieses Getränk besteht aus Schichten von Schokolade, Milch und frisch gebrühtem Kaffee. Der Caffè Mocha ist nicht nur optisch schön anzuschauen, er bietet auch ein absolutes Geschmackserlebnis.

Ergibt 1 Latte-macchiato-Glas • 15 Min.

ein wenig Zartbitterschokolade • ein wenig frisch gebrühter Kaffee • 3 Tassen Milch • ein wenig Kakaopulver

- Die Schokolade im heißen Wasserbad schmelzen.

- Den frisch gekochten Kaffee mit der erwärmten Milch, dem Kakaopulver und der geschmolzenen Schokolade vermischen. Genießen!

Danksagung

Zu guter Letzt möchte ich an dieser Stelle ein großes Dankeschön aussprechen. Es gibt so viele Menschen, ohne die ich dieses Traumprojekt nicht hätte umsetzen können.

Dieser Dank gilt besonders meinen Eltern, die mir vor 25 Jahren mein Leben schenkten, mich seitdem nie aufgaben und ohne deren Liebe und Hingabe ich nicht der Mensch wäre, zu dem ich geworden bin. Vielen Dank, dass ihr immer und ohne Zweifel an mich glaubt! Ich bin stolz, mein Leben mit euch teilen zu dürfen – und zwar jeden einzelnen Tag!

Without the love, support and the daily hugs of my husband Eric, I wouldn't have been able to finish this project. Eric, you taught me that true and deep love can be found in every moment of life! Thank you for sharing your life with me and for always believing in what I do! You are the one who is making me smile – every single day!

An meine Familie, die mir stets Halt und Zuversicht gibt. Ich möchte euch allen von Herzen danken, für die Unterstützung und die vielen zahlreichen Briefe, die ihr mir während meines Klinikaufenthalts geschrieben habt. Das werde ich niemals vergessen!

An alle meine Freunde, die immer für mich da sind und mich in jedem Stadium der Magersucht begleitet haben. Danke, dass ihr alles dafür getan habt, bei mir zu bleiben und mich und meine Krankheit zu verstehen.

Thanks to everybody in Ireland, whose kitchen has been the base for my cooking in the past months, and to all my friends who have been tasting the dishes, which now can be found in this book.

Und dann ist da natürlich der TRIAS Verlag und besonders Frau Spieldiener, die die Begeisterung für mein Buch ab meiner ersten E-Mail vor vielen Monaten sofort geteilt und mir dieses Buchprojekt zugetraut hat. Dazu gehören natürlich noch viele Menschen im Hintergrund, die dieses Buch zu dem gemacht haben, wie es meine Leser nun in ihren Händen halten können.

Allen diesen Menschen möchte ich von Herzen »Danke« sagen.

Rezept- und Zutatenverzeichnis

Bibliografische Information der Deutschen Nationalbibliothek
Die Deutsche Nationalbibliothek verzeichnet diese Publikation in der Deutschen Nationalbibliografie; detaillierte bibliografische Daten sind im Internet über http://dnb.d-nb.de abrufbar.

Programmplanung: Uta Spieldiener

Redaktion: Annette Barth, Hamburg
Bildredaktion: Christoph Frick,
Nadja Giesbrecht

Umschlaggestaltung und Layout:
CYCLUS Visuelle Kommunikation, Stuttgart

Coverfoto: Heike Bergmann/
Polaroidfotos: Eric Eckmann
Fotos im Innenteil: Anke Schütz, Buxtehude
Foodstyling: Claudia Seifert, Hamburg
S. 4/5, 8, 12: Eric Eckmann

1. Auflage 2018

Printed in Germany

Satz und Repro: Ziegler und Müller, Kirchentellinsfurt
gesetzt in: APP/3B2, Version 9.1 Unicode
Druck: AZ Druck und Datentechnik GmbH, Kempten

Gedruckt auf chlorfrei gebleichtem Papier

ISBN 978-3-432-10463-8

Auch erhältlich als E-Book:
eISBN (ePUB) 978-3-432-10465-2

Wichtiger Hinweis: Wie jede Wissenschaft ist die Medizin ständigen Entwicklungen unterworfen. Forschung und klinische Erfahrung erweitern unsere Erkenntnisse. Ganz besonders gilt das für die Behandlung und die medikamentöse Therapie. Bei allen in diesem Werk erwähnten Dosierungen oder Applikationen, bei Rezepten und Übungsanleitungen, bei Empfehlungen und Tipps dürfen Sie darauf vertrauen: Autoren, Herausgeber und Verlag haben große Sorgfalt darauf verwandt, dass diese Angabe dem Wissensstand bei Fertigstellung des Werkes entsprechen. Rezepte werden gekocht und ausprobiert. Übungen und Übungsreihen haben sich in der Praxis erfolgreich bewährt.

Eine Garantie kann jedoch nicht übernommen werden. Eine Haftung des Autors, des Verlags oder seiner Beauftragten für Personen-, Sach- oder Vermögensschäden ist ausgeschlossen.

Geschützte Warennamen (Warenzeichen) werden **nicht** besonders kenntlich gemacht. Aus dem Fehlen eines solchen Hinweises kann also nicht geschlossen werden, dass es sich um einen freien Warennamen handelt.

Die abgebildeten Personen haben in keiner Weise etwas mit der Krankheit zu tun.

1 2 3 4 5 6

Liebe Leserin, lieber Leser,

hat Ihnen dieses Buch weitergeholfen? Für Anregungen, Kritik, aber auch für Lob sind wir offen. So können wir in Zukunft noch besser auf Ihre Wünsche eingehen.

Schreiben Sie uns, denn Ihre Meinung zählt!

Ihr TRIAS Verlag

E-Mail-Leserservice:
kundenservice@trias-verlag.de

Adresse:
Lektorat TRIAS Verlag
Postfach 30 05 04
70445 Stuttgart
Fax: 0711-89 31-748

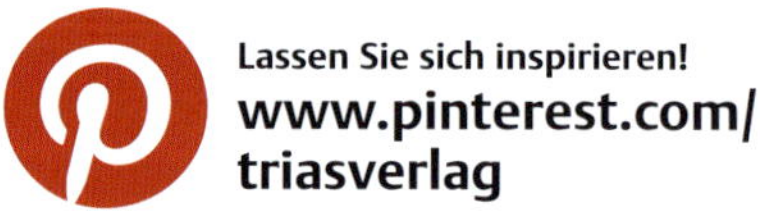

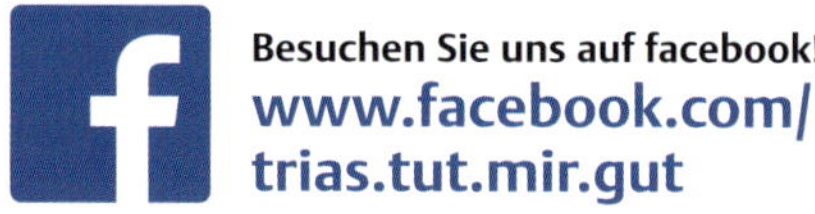

Entdecke Dich **selbst!**

GLÜCKS COACH

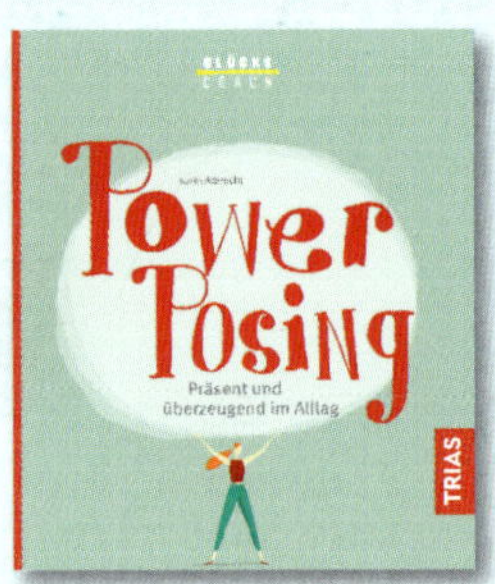

Karin Albrecht
Glückscoach: Power-Posing
€ 12,99 [D] / € 13,40 [A]
ISBN 978-3-432-10469-0

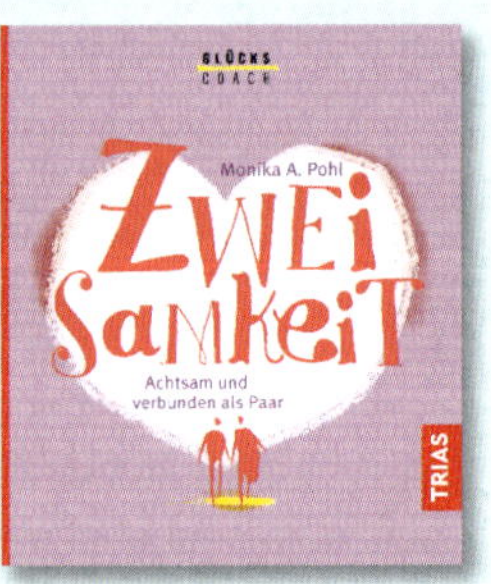

Monika Pohl
Der Glückscoach – Zweisamkeit
€ 12,99 [D] / € 13,40 [A]
ISBN 978-3-432-10615-1

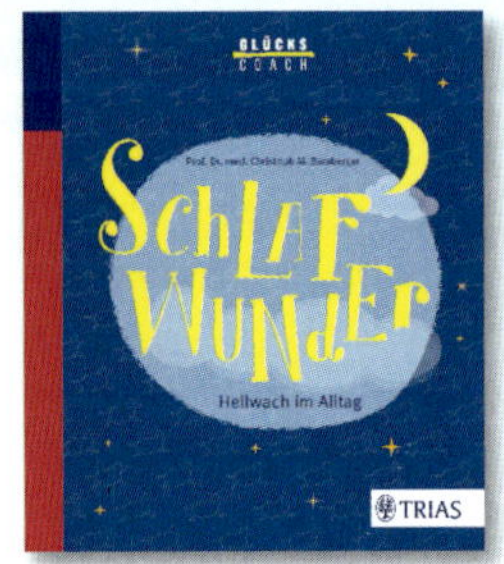

Christoph M. Bamberger
Glückscoach: Schlafwunder
€ 12,99 [D] / € 13,40 [A]
ISBN 978-3-432-10436-2

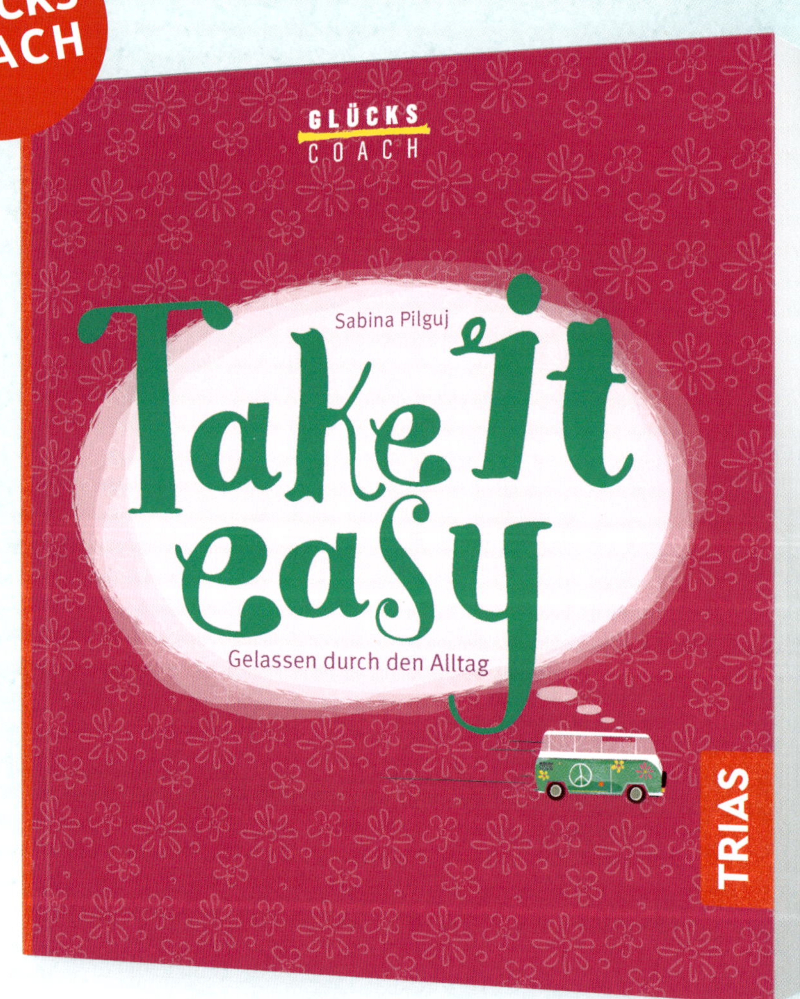

Sabina Pilguj
Glückscoach: Take it easy
€ 12,99 [D] / € 13,40 [A]
ISBN 978-3-432-10443-0
Alle Titel auch als E-Book

Bequem bestellen über
www.trias-verlag.de
versandkostenfrei
innerhalb Deutschlands